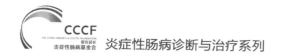

炎症性肠病诊断与治疗系列

溃疡性结肠炎和克罗恩病照护指导

主　编·王华芬　　吕敏芳　　周云仙

副主编·郑晶晶　　华宏妹　　厉书岩

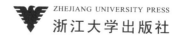

ZHEJIANG UNIVERSITY PRESS
浙江大学出版社

"炎症性肠病诊断与治疗丛书"
丛书编委会

（按姓氏拼音排序）

张　琳　　张　敏　　张　燕　　张红杰　　张启芳　　张盛洪
张苏闽　　张晓岚　　张晓琦　　赵　洁　　赵　晔　　赵坚敏
赵菊辉　　郑晶晶　　郑丽华　　郑长青　　郅　敏　　钟　捷
周　刚　　周　伟　　周　颖　　周　嫒　　周桃梅　　周旭春
周智洋　　朱兰香　　朱良如　　朱维铭　　朱辛君　　朱雅碧
朱振华　　竺　平

秘　　书： 郑晶晶

《溃疡性结肠炎和克罗恩病照护指导》
编委会名单

主　　编：王华芬　浙江大学医学院附属第二医院护理部
　　　　　吕敏芳　浙江大学医学院附属第二医院消化内科
　　　　　周云仙　浙江中医药大学护理学院
副 主 编：郑晶晶　浙江爱在延长炎症性肠病基金会
　　　　　华宏妹　浙江大学医学院附属第二医院肿瘤外科
　　　　　厉书岩　浙江大学医学院附属第二医院消化内科
编　　委（按姓氏笔画排序）：
　　　　　马　燕　浙江大学医学院附属第二医院消化内科
　　　　　王小英　浙江大学医学院附属第二医院消化内科
　　　　　王华芬　浙江大学医学院附属第二医院护理部
　　　　　王雪英　浙江大学医学院附属第二医院消化内科
　　　　　方　健　南京市中医院肛肠科
　　　　　邓　群　浙江大学医学院附属第二医院肿瘤外科
　　　　　厉书岩　浙江大学医学院附属第二医院消化内科
　　　　　叶　俊　浙江大学医学院附属第二医院消化内科
　　　　　吕敏芳　浙江大学医学院附属第二医院消化内科
　　　　　华宏妹　浙江大学医学院附属第二医院肿瘤外科
　　　　　孙　艳　浙江大学医学院附属第二医院伤口专科
　　　　　李　玥　北京协和医院消化内科
　　　　　李培伟　浙江大学医学院附属第二医院消化内科
　　　　　应　学　浙江省中医院消化内科
　　　　　宋永茂　浙江大学医学院附属第二医院肿瘤外科
　　　　　张苏闽　南京市中医院肛肠科
　　　　　陈　焰　浙江大学医学院附属第二医院消化内科
　　　　　陈婷婷　温州医科大学附属第一医院胰腺炎诊治中心

周　权　浙江大学医学院附属第二医院药剂科

周云仙　浙江中医药大学护理学院

郑晶晶　浙江爱在延长炎症性肠病基金会

唐碧云　浙江大学医学院附属第二医院内镜中心

薛　猛　浙江大学医学院附属第二医院消化内科

戴月华　杭州市上城区南星街道社区卫生服务中心

特别鸣谢： 阿中、Marie、小哇、田静、小E、莫妮卡、北秋之语、西归子、马力等"爱在延长炎症性肠病基金会"的志愿者们

序 一
——如果我生病了

如果我生病了，那我最需要的是什么？——

一个专业的医生；

一个专业的护士。

这样，我或许应该满意了，我就是一个知足的患者。

但是，如果是我真的生病了，那我会发现一个患者需要的其实更多——

一群专业、敬业、真诚，把治病救人当作人生使命，把"救人"当作至高标准的医生；

一群专业、温暖，照顾患者如照顾自己的家人，心疼患者如心疼自己的孩子的护士；

一个永远不离不弃的家，爸、妈、孩子和我的那个他（她）；

当然，还要一个最好的自己。

如果能这样，那我想我会努力做一个快乐的患者。

我相信每个人在其一生中都曾经成为过患者，可是太多的患者没有机会成为快乐的患者。疾病带给我们身体的伤痛，精神的侵蚀，甚至对未来的绝望，这或许就是生命的残酷本质——"人活着就是为了含辛茹苦！"（《简·爱》）

"人活着就是为了含辛茹苦！"年轻时的我曾经对这句话深感困

惑，可是出于对作品和人物的喜爱却对它深信不疑。如今人到中年，我经历过包括疾病在内的各种生活磨砺，终于明白，"苦"是生命最底层的感知要素，它伴随生命而来且陪伴生命全程，它映衬与调和生命中的所有其他的滋味。一个智慧的生命体，不应该恐惧、无视、逃避苦的存在，因为你越逃避，它就越入侵，反而是和它握手言欢，让它安静友好地存在，让它静静地映衬并激发甜的欢愉和生的力量。

人都说苦比甜更容易印刻在生命记忆里，但是我想，人对记忆的态度却可以是超越苦的。

如果，在这样的生命旅途中，还能遇到它——CCCF，遇到他们——CCCF的所有工作人员（包括所有的医生和护士），遇到它们——CCCF的"炎症性肠病诊断与治疗系列"丛书，那么在苦难的人生里就找到了最温暖的栖息地。

他们不是天使。他们是一群对生命的价值有着最朴素认同的普通人；他们是一群对人生疾苦和欢乐有着最切身体察的专业人；他们是一群无论发生什么都永远相信未来的积极的行动者。

他们是一群志同道合的人。

祝福CCCF的患者，在你们遭遇生命之苦侵袭的时候，遇到了CCCF，遇到了他们和它们。或许没有人能保证完全消除你们身体的痛楚，但在艰难路途中彼此的陪伴和扶持，或许是这一路上上天给你们的最大支持。

做一个快乐的患者，用自己对生命的热爱，用这本书里的每一个适合你的方法，帮助自己成为最快乐的"我"。

无论同道给予多大的帮助，最后成就自己的，还是你自己。

加油！

骆筱红

2018年2月

序 二

医护人员是旁观者，是倾听者，更是照护者，总是在别人需要的时候扮演各种角色，同时捕捉着人性中的真善美。

有一对新婚夫妇，两人计划出去度蜜月，丈夫因剧烈腹痛入院，经过检查，被确诊患有克罗恩病，妻子在了解这个疾病后说了一句让我至今印象深刻的话——"我们的生活全毁了"。

一位面容姣好的克罗恩病女患者，表面乐观开朗但总是躲起来哭泣，后来才得知，丈夫想离婚，因为害怕这个疾病会遗传给下一代。最后，这位女患者还是没能逃脱离婚的厄运。

还有一位16岁的患者，因为疾病而一直沉迷于游戏，拒绝和任何人沟通，病房里的医护人员想尽各种办法和他沟通，都无济于事。

是什么让他们如此焦虑？

是什么让他们如此恐慌？

炎症性肠病，是一种到目前为止无法治愈的终身性疾病，而且好发于青壮年，罹患此病的患者需要承受来自身体和内心的双重痛苦，生活质量严重受到影响。

但也有这么一群患者，虽然身体病了，但却是精神上的巨人。也许在疾病初期，他们的内心也曾挣扎，也曾彷徨，但最后他们克服对疾病的恐惧，通过阅读相关书籍，通过各种渠道查看健康教育知识，甚至翻看国内外的文献，不断提高自身对疾病的认知，并将这种认知通过志愿者服务的形式传递以帮助更多还在困惑中的病友们，带领他们一起学习炎症性肠病的知识，走出阴霾，提高生活品质。

他们宛如涅槃后的凤凰，即使饱受疾病折磨，也要活出精彩。

这也是本书编写的初衷。

我想告诉那对新婚夫妇：你们的生活不会全毁了。该出去度蜜月的时候还是可以去度蜜月，甚至还可以旅行至世界各地，拥有一个幸福的家庭。

我想告诉那位女患者，离婚可能跟疾病有关，但更多的是对方对你爱得不够深。勇敢地遇见下一个爱你的人，他会和你一起迈过疾病的坎，然后拥有自己的健康宝宝。

我想告诉那位少年，疾病不是你逃避的理由，因为世界上还有许多病得比你严重的小朋友。至少你拥有健全的体魄，你应该振作起来，好好学习，做一个对社会有用的人。

我还想告诉所有的患者，我们需要携起手来共同面对慢性疾病，通过提高自身的护理知识来提高生活质量。只要我们共同努力，在不远的将来，大众对炎症性肠病的认知就像对糖尿病的认知一样普遍。

本书不仅介绍了与疾病相关的饮食、药物、手术、生育等相关知识，还有诸多病友书写的切身体会，希望您或者您的家属能从中得到借鉴，更希望我们能够帮助到您，给您带来更好的生活品质、更精彩的人生。

郑晶晶

2018年2月

目　录

Part 1　遇　见

Part 2 认 识

Part 3　困　惑

Part 4　共　存

Part 1 遇 见

第1章 概 述

为什么会得炎症性肠病?

炎症性肠病(inflammatory bowel disease,IBD)包括溃疡性结肠炎和克罗恩病,对于前者还比较好理解,对于后者可能很多患者就不懂了。至于为什么会得溃疡性结肠炎或克罗恩病,那真的是所有患者的共同疑问了!

首先来解释一下什么是克罗恩病。克罗恩病的英文叫"Crohn's disease",简称CD。美国一位病理学家Burrill B.Crohn医生在1932年与他的同事Oppenheimer和Ginsburg一起发表了一篇具有里程碑意义的论文,在其中描述了克罗恩病的各种特征。所以,后来就以这个病理学家的名字来命名这个疾病了。

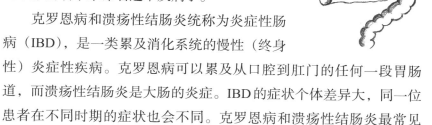

克罗恩病和溃疡性结肠炎统称为炎症性肠病(IBD),是一类累及消化系统的慢性(终身性)炎症性疾病。克罗恩病可以累及从口腔到肛门的任何一段胃肠道,而溃疡性结肠炎是大肠的炎症。IBD的症状个体差异大,同一位患者在不同时期的症状也会不同。克罗恩病和溃疡性结肠炎最常见的症状是肠蠕动频繁和（或）加快、腹泻、血便、腹痛以及肠痉挛。虽然腹泻是IBD最常见的症状，但部分患者也会有便秘。IBD患者可能也会出现乏力、食欲下降和体重下降等症状。

当医生告诉患者可能得了克罗恩病或溃疡性结肠炎时，大家都会想：是不是因为我吃了什么不合适的东西才会得这个疾病？是不是因为我太劳累才会得这个疾病？是不是因为我压力太大才会得这个疾病？到目前为止，无数的研究也在探讨这些问题。虽然至今还没有非常明确的答案，也就是说，IBD是特发性疾病，但是大部分专家都认为这个疾病很可能是由多种因素导致的，总结起来主要有以下三个方面。

第一，遗传因素。研究发现，克罗恩病易发生于某些特定家族中。事实上，大约20%的克罗恩病患者的一级亲戚，即堂、表兄弟（姐妹）或更亲近的亲戚，也患有克罗恩病或溃疡性结肠炎（对于这点，虽然国内目前没有数据，但是的确可以在临床上看到有遗传的病例）。所以，国外很多资料都显示克罗恩病的发生有很明显的遗传因素在起作用，溃疡性结肠炎的遗传概率虽然稍微低了一点，但也是存在的。国外IBD研究小组在十几年前就有了重大突破，他们发现了第一个与克罗恩病相关的基因——*NOD2*基因。这个基因可发生异常突变，这种突变会限制人体对细菌的抵抗能力，其在克罗恩病患者中的突变率是普通人群的2倍（不过在国内尚没有明确结论）。目前为止，还没有方法预知哪种家族成员易患克罗恩病。与克罗恩病相关的基因很有可能不止一个，国内外对这方面的研究已经有很多进展，将会通过新技术将这些基因研究得更清楚，将来在对疾病的预测和治疗上可能有帮助。

第二，机体不适当的免疫反应。某些体质的患者接触某些触发因素时，肠道内就出现过度的免疫反应，这种过度的免疫反应导致肠腔出现不同程度的炎症。

第三，某些触发因素。目前还不清楚到底是什么环境，或病原体，或物质，触发肠腔，导致免疫反应过度，最后导致肠腔出现炎症，而这个炎症会持续存在。

概括来讲，克罗恩病和溃疡性结肠炎是一种和基因相关的疾病，环境中的某些触发因子可能会引起一系列的反应，最后导致发生该病。它会激活人体的免疫系统，免疫系统对外界侵入物质进行抗击，这是炎症的开始，继而破坏结肠黏膜并引起克罗恩病或溃疡性结肠炎的相关症状。

虽然 IBD 的病因如前所述并不明确，一般认为是特发性疾病，但越来越多的证据显示，卫生假说可能把这一疾病的许多流行病学特点聚到了同一个理论假说之中，这个假说可以带给我们一些思考。

这一假说认为患者在早期缺乏环境病原的暴露，会受缺乏免疫耐受的诱导，从而在后期会对正常的无害的病原产生过度敏感。这一假说得到了一些研究结果的支持，包括发病率的地理差异（国家越发达，其发病率越高），社会经济状态，移民研究（研究表明，人群从发病率低的地区移民到发病率高的地区，发病风险随之上升）及其他研究，这些都和居住环境的清洁度有关。还有一些用寄生虫卵来治疗克罗恩病的研究，也是有一定的疗效的。这些都提示 IBD 的病因可能和环境、饮食等有关。我们期待这一假说可以得到更多的科学证据的支持，这也许对 IBD 的治疗和预防有极其重要的价值。

如何区分IBD的活动期和缓解期?

一、溃疡性结肠炎的活动期和缓解期

溃疡性结肠炎病情分为活动期和缓解期，活动期的疾病按严重程度又可以分为轻度、中度、重度。

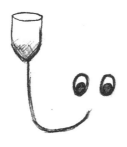

一般来说，如果有腹痛、腹泻、黏液血便、里急后重（就是想解大便，但是不容易排出大便），那多意味着疾病有活动，其中黏液血便是溃疡性结肠炎活动期最常见的表现。但是，腹痛这个症状有时候也见于缓解期的患者。部分缓解期的患者虽然有腹痛或腹泻，但是没有大便出血，而且各项化验指标也是正常的，甚至肠镜也是好的，那就可能有肠道功能紊乱，不一定有疾病活动。

活动期得到控制后就进入缓解期，大部分患者可以获得完全缓解。所谓完全缓解是指完全无症状(大便次数正常且无血便或里急后重)，伴随内镜复查可见黏膜愈合(肠黏膜正常或无活动性炎症)。

二、克罗恩病的活动期和缓解期

克罗恩病相对复杂，是否疾病已经由活动期进入缓解期可以用简化克罗恩病活动指数（Crohn's disease activity index，CDAI）计算法（见表1-1）来判断，≤4分的为缓解期，>4分的就是活动期。从表中可以看到，没有明显腹痛、腹泻等情况，一般意味着疾病进入缓解期。但是，计算法存在一定的误差和局限性，比如有的患者虽然

有腹痛、腹泻，简化CDAI积分也是＞4分，但是这些症状是由肠道功能不好导致的，未必是真正意义上的疾病复发。那肠道情况到底如何？内镜检查才是评估克罗恩病是否复发或缓解最标准的方法，但是由于内镜检查的相对复杂性，临床上还是最常用简化CDAI计算法来进行评价。

表1-1 简化CDAI计算法

项目	0分	1分	2分	3分	4分
一般情况	良好	稍差	差	不良	极差
腹痛	无	轻	中	重	—
腹部包块	无	可疑	确定	伴触痛	—
腹泻	稀便每日1次，记1分				
伴随疾病	每种症状记1分				

注：≤4分的为缓解期；5～8分的为中度活动期；≥9分的为重度活动期；CDAI：克罗恩病活动指数；伴随疾病包括关节痛、虹膜炎、结节性红斑、坏疽性脓皮病、阿弗他溃疡、裂沟、新瘘管及脓肿等。

对于医生而言，在大多数严谨的临床试验中，判断克罗恩病患者是否处于缓解期多采用的是更为复杂的Best CDAI计算法（见表1-2）。该计算法增加了红细胞压积降低值和体重等项目，并对各项目加以权重。如果CDAI＜150分，则意味着疾病进入缓解期，但是由于Best CDAI也一样存在明显的局限性，因此，定义缓解期时越来越要求有客观数据，例如C反应蛋白(C-reactive protein, CRP)、钙卫蛋白、内镜、影像学甚至组织学检查的数据，"缓解"这个概念正在不断发展变化中。

表1-2 Best CDAI 计算法

变量	权重
稀便次数（1周）	2
腹痛程度（1周总评，0～3分）	5
一般情况（1周总评，0～4分）	7
肠外表现与并发症（1项1分）	20
阿片类止泻药（0分、1分）	30
腹部包块（可疑的为2分；肯定的为5分）	10
红细胞压积降低值（正常值：男性为0.40，女性为0.37）	6
100×（1－体重/标准体重）	1

注：CDAI 为克罗恩病活动指数。红细胞压积正常值按国内标准。总分＝各项分值之和，CDAI<150分，为缓解期；CDAI≥150分，为活动期；CDAI 在<150～220分，为轻度；CDAI 在221～450分，为中度；CDAI>450分，为重度。

　　需要提醒大家的是，对于制定克罗恩病的治疗目标，仅仅症状得到缓解是绝对不够的。有许多克罗恩病患者，没有腹痛、腹泻，自我感觉也很好，甚至血沉、C反应蛋白等化验结果都是正常的，但是，肠道病变依然可能在缓慢发展，并随着时间的推移，最后出现肠梗阻、出血甚至穿孔等并发症。所以，克罗恩病的治疗目标需要变为实现黏膜愈合，也就是说，需要复查内镜来检查溃疡、糜烂等病变。如果这些病变部位已经愈合，那么才可以称为黏膜愈合，这才是克罗恩病的治疗目标。只有黏膜愈合，才可以有效降低手术率和临床复发率。

　　由于内镜检查的复杂性，临床上比较推荐粪便钙卫蛋白的检测。在欧洲克罗恩病和溃疡性结肠炎组织（European Crohn's & Colitis Organisation，ECCO）指南中提到，钙卫蛋白对克罗恩病镜下活动性病变的阳性预测值超过90%，虽然该指标的准确性也存在局限性，但是粪便钙卫蛋白值升高的同时，内镜下活动性病变的敏感性为60%～70%，不仅优于血清CRP，显然还优于CDAI和Best CDAI。已经有几项研究显示粪便钙卫蛋白是预测克罗恩病复发的敏感指标，而且粪便钙卫蛋白的检测较为便捷，可多次重复，在临床上得到广泛使用。

我怎么去接受IBD?

自出生那一刻开始至生命的结束，每个人在一生中都必然会经历疾病，而对疾病有着丰富知识储备的医生也不例外。

当我们被告知患有疾病，尤其是患有IBD这样伴随终生的慢性疾病时，作为一个青年甚至是少年，我们的情感和生活必然会受到冲击。无论你是乐观还是悲观，在面对和接受疾病的过程中都可能会经历一系列的负面情绪，如恐惧、否认现实、愤怒、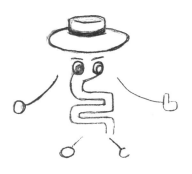责怪他人、内疚，甚至对未来感到无助和沮丧。美国医生库伯勒-罗丝在1969年提出了著名的库伯勒-罗丝模型（Kübler-Ross model），描述了人在患病过程中的5个独立阶段，即否认、愤怒、讨价还价、抑郁、接受。

否认："不会吧，怎么会是这样？我怎么会得这种病？我感觉没有事。肯定是搞错了!"

愤怒："为什么是我！偏偏是我！这不公平！我不能接受!"

讨价还价："给我一些时间和运气，让我的病发展得慢一点，最好不要复发。"

抑郁："唉！真是没意思，做什么都没意思，哪里都不舒服！"

接受："既然已经没有办法改变，那就只好接受了，与疾病和平相处吧！"

你是否在经历上述阶段后最终接受并能正确面对疾病了？或者现在正处于其中的一个或两个阶段？那么，如何处理疾病带来的这些情绪呢？请把你的想法告诉朋友、家人或和你患相同疾病的人，特别是那些尽管患病但仍然一丝不苟地对待生活的人。寻找自助群体、患者团体的帮助，以积极的心态客观地了解疾病的相关知识。尝试让自己放松，比如做瑜伽、打太极、冥想等。按时服药和随诊。疾病带来的影响未必都是负面的，把它看作是上天赋予生命的重要礼物，在它的启发下磨炼、成长、成熟。你一定会变成一个更好的自己。

怎样才能提高我的生活质量？

即使在缓解期，IBD患者的焦虑率、抑郁率仍高于普通人群，加上长期疼痛、疲倦、饮食控制等，患者的生活质量受到了严重影响。而且生活质量的降低进一步导致组织炎症的复发，引起其他的临床问题。如此之后，陷入恶性循环。

挣脱这个魔咒需要毅力和信念。

首先，你要真正去认识这个疾病，走进、看清、了解它的习性，然后相互和解，彼此和平共处。它就像你的一个孩子，不能惯着，也不能放任不管，要放手不放眼，出现偏差时及时拨正。在它成长的过程中，它一定有它的任性，无论你怎么努力，它都肆意妄为，导致你有极大的情绪波动，就在你想要放弃时，突然又雨过天晴；一定也有让你舒心的时刻，因为你很用心地照顾身体，加上有精神士气的指引，所以它就很乖，所有的行为都朝着你既定的目标前进。如此说来，自我管理很重要。

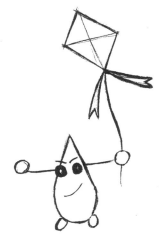

其次，你是否尽了你的全力，你是否总是嘴上抱怨却没有行动上的进取。每个人的一生都处在不确定中，天灾人祸是没有定数的。但是，宇宙有个基本的法则，就是得失平衡。你在这里失去的，就会在那里补回来。这就是为什么有些人明明是应有尽有，却还郁郁寡欢，那种深层次的失去比显而易见的失去更可怕。有些人生看似跌宕起伏，却走得远。所以，当你得病，无论得了什么病，你都不要畏惧它，就当是生命旅程中的爬坡。爬过坡，你就有了别人没有的眼界和人生观；爬过坡，你才会知道决定你命运的，能够拯救你的，不是别人，而是你自己。

还有要牢记的是，由于它是慢性疾病，病情反复也是正常的。当状况发生，你恐慌不能自我解决时，请及时寻求帮助，这个帮助的来源可以是你的家人、朋友，也可以是你的"组织"。没错，组织。从诊断明确的那一刻开始，你就拥有了这么一个组织。这个组织里有对病魔了如指掌的医护人员，有和你并肩作战的病友，甚至有社会公益人士。永远记住，你不是一个人在战斗。

或许当看到某位患者在战胜多年的病痛的同时，做着志愿者的工作，帮扶着同病相怜的人，你一定会以为"他病得比我轻""她不可能有我这么曲折"。在你眼里，他那么阳光风趣，充满了力量；她那么自信随和，总是淡然一笑。但是，亲爱的病友，请不要受限于你的眼睛，因为那只是表象。能坚持长久做志愿者的，都是有大悲大喜的人生，甚至历经生死。正因如此，他们格外珍惜和病友相处的机会，特别理解病友的苦楚，他们灵魂的圣洁超出你的想象。

最后，让我们一起努力，创造更好的生活质量，创造更美好的明天吧！

（陈　焰　李　玥　吕敏芳）

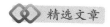
精选文章

一位IBD患者的自我修养

Marie

对抗IBD，从来都不是一件简单的事情。幸运的是，你不是一个人。

记得刚被确诊的时候，我还处于一个较小的年纪，每天都是上学、放学、玩。当我的妈妈跟我解释什么是克罗恩病的时候，我半懂半懂地理解为"生病了，去医院治疗就好了"，这是我当时的想法。也许是因为年纪尚小，并不知道生病要花费很多钱，也不知道需要承受很多的精神压力，所以我也算是平稳地成长了。但是随着年龄的增长，我开始意识到克罗恩病并不是一个友好的存在，它带来的生活不便也曾让我感到愤懑、不甘。可在对抗疾病的12年里，我意识到，与其抱怨，不如积极应对，甚至力所能及地去帮助病友。

当被确诊患有IBD的时候，大部分人会经历吃惊、愤怒、无助、紧张、焦虑等一系列的情绪。很多病友承受着双重的煎熬，身体上的痛苦以及精神上的压力。IBD多发于青壮年，不少人会觉得自己的大好时光被疾病所打断，焦虑、失落、自我责怪等负能量的情绪不知不觉让意志变得消沉。而面对疾病的最好方式，是抱着毫无畏惧的心去正视它。

1. 逃避不如接受，知己知彼方能百战百胜

最初的阶段是最难熬的，有病友说自己在被确诊的时候感觉"天都要塌下来了，生活变得暗无天日"，这确实是每一位病

友都要经历的艰难时光。90%的病友在确诊前对于IBD是陌生的，在确诊的时候也是茫然的，这种茫然用当下流行的话来解释就是"一个大写的懵逼"。什么是IBD，它会让我的生活发生什么改变，我要怎么去应对……一连串的问题随之而来。逃避是很多人会有的一种情绪，尤其是在医生告知IBD是一种终身疾病时，消极的情绪会让人感到无力、迷茫、失落。

在负能量掌控我们之时，我们需要积极地去打破这一困境，选择逃避不如选择接受。其实，IBD并没有那么可怕，医学技术在不断地发展，治疗的方法和药物不断被研究出来而应用于临床，我们要做的是通过学习来了解正确的疾病知识。要战胜敌人，就要了解敌人，通过不同的渠道，如科普书籍、公众号、文献，我们可以快速收获知识、了解疾病。在不断了解的过程中，可以发现通过调整自己的饮食习惯和生活习惯，配合医生的治疗，疾病可以处于较长的稳定期。

2. 做听话的患者，你不是一个人在战斗

对抗IBD的过程是一个漫长的过程，需要我们密切关注自己的身体变化，按时复诊。我们可以常常听到医生和我们说："你要控制自己的饮食，不要熬夜，注意休息。"其实，对于很多病友来说，调整自己的饮食习惯是一件比较困难的事情，和不少病友聊天时都听到一句"祸从口进"。IBD患者需要十分注意自己的饮食，易消化、低纤维的食物较为适合自己，这也意味着一些生冷、辣的食物以及海鲜、贝壳类的食物最好不吃或少吃。美食当前，要控制自己的嘴巴是一件非常艰难的事情。与饮食习惯一样需要调整的是生活习惯，"多休息，少熬夜"这也是我花了很长的时间才做到的。常常和病友开玩笑说，无论是以前高中刷题，还是激发灵感，都是时间越晚，脑子越好使。没到晚上十点绝不干活，不到凌晨一点绝不上床睡觉。不规律的作息影响身体的康复，克服自己晚睡的坏习惯虽难，但会带来意想不到的好效果！所以，我们要做听话的患者。

而在对抗IBD的路上，我们的主诊医生、护士团队一直不离不弃。在病房，有时会听到医生哄着年纪不大的病友说："你要听话，才能够快点好起来。"这句话听起来更像是大姐姐在哄着小朋友。那一刻，我觉得医生不仅仅是医生，更像是我们的朋友。

而我们的父母，更是无微不至地呵护着我们；我们的病友，正在无私地帮助着其他病友。所以，你觉得我们是一个人在战斗吗？

3. 适当宣泄情绪，力所能及地互帮互助

在疾病反复发作的过程中，消极的情绪会不断地困扰我们，适当的宣泄能够让我们振作起来。记得上次复发时，医生建议我入院做鼻饲，我一听到要插胃管和禁食，当即哭起来了。当时，郅教授看到我这样，不断安慰我说鼻饲的效果其实很好的，一开始难受几天就好了。郅教授看我还难过，还拉来一个做鼻饲的病友劝说。事实是，鼻饲的效果确实很好，我也是从这之后才知道很多病友都会选择在家自行插胃管做鼻饲，而更多的病友，会自愿和大家分享做鼻饲的经验。

在2016年全国的病友会上，我遇见了来自全国各地的病友，大家团结在一起，分享彼此的经验。在微信群里，当病友提出自己的困惑时，无论是用药的经验，还是内心的担忧失落，许多病友会积极地帮助解答。

　　炎症性肠病确实能让一个人的生活轨迹发生很大的改变，无论是在经济上还是在精神上。当你觉得事情很糟糕的时候，其实它并没有那么糟糕。你的抗争不是孤独的，家人、朋友、医生、护士、病友，大家都在你的身边。有一位病友说过，不要埋怨上帝没有照顾你，只是上帝忙着去照顾比你更需要的人了。希望病友们都能积极面对生活，虽然生活给你阴霾从而遮挡住阳光，但我们可以成为小太阳照亮自己的前方。

第2章 检 查

2012年IBD诊断与治疗的共识意见特别指出，IBD缺少诊断金标准，诊断需要结合临床表现、内镜、影像学和组织病理学检查进行综合分析，并需排除一系列感染性疾病及肠结核等。所以，在临床工作中，经常会听到患者的家属抱怨："我们都已经做了那么多的检查，花了那么多的钱，住院那么长时间了，怎么还不能明确地告诉我们到底得了什么病？"也有患者会问："为什么做完小肠CT还要做小肠镜呢？"肠道准备怎样才算合格呢？接下来就让我们对这一系列的问题进行解答，如果在您的诊治过程中也有类似的疑惑，请您静下心来，耐心阅读以下内容，希望对您能有所帮助。

IBD需要做哪些检查？

IBD检查主要包括血液检查、粪便检查、影像学检查及内镜检查。

血液检查包括全血细胞计数、血沉、C反应蛋白、维生素B_{12}、血电解质、血生化、肝功能、铁蛋白、钙离子、镁离子、抗中性粒抗体、免疫球蛋白系列、T-Spot等。血沉、C反应蛋白等可反映疾病的活动性，不具有特异性。C反应蛋白是在机体受

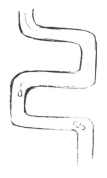

到感染或组织损伤时血浆中急剧上升的蛋白质，是急性炎症反应的灵敏指标。超敏C反应蛋白采用超敏感检测技术，能准确地检测低浓度的C反应蛋白，从而提高试验的灵敏度和准确度，是鉴别低水平炎症状态的灵敏指标。

粪便检查包括粪便常规、粪便培养、找寄生虫卵、钙卫蛋白指标、艰难梭菌（也有翻译为难辨梭菌）指标等。

影像学检查有腹部平片、CT、超声、磁共振（MRI）等（小肠部位的CT和MRI分别称为CTE和MRE），有利于确定病变的范围及严重程度，并可评估有无穿孔、梗阻等并发症。

内镜检查包括胃镜、结肠镜、胶囊内镜、小肠镜、超声肠镜等，可检查肠道溃疡、炎症、出血、狭窄等，并能进行多块活检等。

为什么要查T-Spot、EB病毒和巨细胞病毒？

T-Spot是结核感染T细胞检测的简称，在诊断结核潜伏感染方面具有良好的敏感性和一定的特异性，可以给临床诊断提供参考。但很多患者不理解——"我是来排查IBD的，可为什么还需要查结核？"因为光从诊断方面，肠结核与克罗恩病难以区别，而两者的治疗策略南辕北辙，预后也完全不同。如果肠结核被误诊为克罗恩病，而使用了糖皮质激素、免疫抑制剂或生物制剂，就可能会造成结核的播散和加重；反之，如果克罗恩病被误诊为结核，而进行漫长的抗结核治疗而未进行克罗恩病的针对性治疗，可能会造成肠道损伤的持续加重甚至是并发症的发生。现行所有指南均建议在使用生物制剂治疗前应常规筛查结核，并应结合病史、胸部放射学检查、结核菌素试验、T-Spot等进行综合判断。

　　IBD患者本身的免疫功能存在紊乱，较正常人更易感染侵袭性的病毒，如巨细胞病毒和人乳头状病毒。另外，激素及免疫抑制剂的使用是使IBD患者感染的另一个危险因素，感染病毒后IBD患者的病情会加重。

　　成年人大多已经感染过EB病毒或人类疱疹病毒，化验会显示EB-IgG阳性，对于计划使用免疫抑制剂的患者而言，EB-IgG阳性患者反而不容易出现淋巴瘤这个严重的并发症。

　　所以，在IBD患者诊断及治疗过程中需完善各项检查从而进行全面评估。

粪便检查很重要吗？

　　粪便检查是消化道疾病的常规检查，由于粪便组成复杂、特异性差，限制了其在疾病诊断、评估中的应用，但粪便可更为直观地反映肠道炎症性疾病的活动性，其无创性、方便性及经济性更为患者所接受。《炎症性肠病诊断与治疗的共识意见（2012年，广州）》中强调粪便常规检查和培养不少于3次，有条件可将粪便钙卫蛋白作为辅助指标。近年来的研究发现，除粪便常规检查中的红细胞、白细胞、隐血试验外，粪便钙卫蛋白、粪便菌群分析均有助于检测患者疾病的活动性以及评估疾病，且具有较高的特异性与准确性。

　　粪便检查的项目众多，那么各项目的检查都有什么目的呢？通过粪便常规、粪便培养来排除一些细菌、病毒或寄生虫引起的腹泻。粪便钙卫蛋白的水平可反映肠道炎症的程度，作为一种非侵入性的检查，其检查方法是比较简便的、经济的、无创的，而且和内镜检测的炎症情况有较高的吻合率，可以弥补肠镜等有创检查所带来的痛苦、价格昂贵、不能随时复查等不足，在鉴别炎症性和非炎症性肠道疾病上有一定的临床应用价值。当然，钙卫蛋白不能完全代替内镜，但是在IBD的初筛和随访中，粪钙卫蛋白水平有着重要意义。

艰难梭菌可产生A、B两种毒素。毒素A为肠毒素，可使肠壁出现炎症，细胞浸润，肠壁通透性增加、出血及坏死。毒素B为细胞毒素，损害细胞骨架，致细胞固缩坏死，直接损伤肠壁细胞，因而导致腹泻及假膜形成，用于鉴别伪膜性肠炎。IBD患者尤其是溃疡性结肠炎患者容易患有合并艰难梭菌感染导致的伪膜性肠炎，所以对该毒素的检测显得很有必要。

为什么需要行经腹壁肠道超声检查？

经腹壁肠道超声检查，不仅可以观察到肠黏膜的病变，还可以观察到肠外和腹腔的病变，如IBD合并脓肿、肠系膜淋巴结肿大、腹腔积液等，对于诊断和调整IBD患者的治疗方案具有指导意义。对于部分存在肠腔狭窄或不能耐受而无法完成全结肠检查的患者，超声检查能起到补充作用，能较为清晰地提供内镜未能企及的回盲部或吻合口等IBD好发部位的病变情况。

小肠CT与小肠磁共振有区别吗？

小肠CT（CTE）与小肠磁共振（MRE）均可以确定小肠的病变范围及严重程度。小肠CT操作起来快速简便，经常是首选的方法。小肠磁共振的费用相对较高，检查时间长，对设备和技术的要求高，但无射线暴露的顾虑。对于青少年和育龄期人群，建议采用磁共振检查。

在小肠CT及小肠磁共振检查前，患者需要禁食4h，去除首饰及金属物品，告知医护人员有无药物过敏史，签署相关告知书，并在检查前根据医护人员的要求服用配置好的甘露醇溶液，从而使小肠扩张。如果患者存在不全性肠梗阻，那请及时与医生沟通，考虑是否酌情减少服用的甘露醇量。

经小肠CT或小肠磁共振检查后患者可能会出现轻度的腹胀、腹泻等情况，请勿担心，这是由甘露醇的导泻作用导致的。如出现口干、头晕、四肢乏力等情况，请立即告知医护人员，以便其能及时对症处理。

结肠镜、小肠镜、胶囊内镜的区别在哪?

结肠镜检查是内镜经肛门插入来观察直肠和全结肠，并尽量了解回肠末端情况的一种检查方法。溃疡性结肠炎的病变范围比较局限，而克罗恩病的病变可以累及整个消化道。所以，对克罗恩病患者单行结肠镜不能完全评估病变的范围，需要结合CTE或MRE，部分患者可能需要再行小肠镜或胶囊内镜检查。

小肠镜检查操作起来相对复杂，难度大，费用较高。医生需要结合其他检查进行评估来选择是经口还是经肛的方式。小肠镜检查的操作时间长，是比较费时、费力的一种检查方法，且大部分患者需住院检查。但医生通过小肠镜检查能直观地观察病灶的情况，并对病灶进行多块活检，甚至在小肠镜下可以对狭窄部位进行扩张治疗，这在小肠型克罗恩病的诊断和治疗中极为重要。

胶囊内镜是一个比普通胶囊稍大的微型摄像机，胶囊被吞服后在胃肠道内自动随机地拍摄照片，医生通过分析相关数据来进行诊断。胶囊内镜具有无痛、无创、安全、便捷等优点，扩展了消化道检查的视野，能有效地观察小肠的病灶情况，对于以小肠病变为主的克罗恩病有很大的诊断意义。但胶囊无法给沿途所拍摄的图像进行准确定位，不能在病灶部位进行活检。还有一个潜在风险：胶囊在小肠内滞留。如果患者有小肠狭窄，那么胶囊有可能因不能通过狭窄部位而发生嵌顿，严重时诱发急性肠梗阻而需要外科手术介入以取出胶囊。因此，对于有长期腹痛、有肠梗阻或类似症状者，建议先行小肠CT或小肠磁共振来评估有无小肠狭窄的征象，如有明显狭窄，应尽量避免行胶囊内镜检查，可行小肠镜检查。

结肠镜与小肠镜检查前的准备相似，检查前请配合医生完善相关的检查前评估，如抽血、心电图等，女性患者在月经期量较多时禁行肠镜、小肠镜检查（急诊除外）。检查当日，高血压患者按时服用降压药，若诊前评估有异常，将暂停检查，参照医护人员告知的服用方法进行肠道准备；需有家属陪同，带干毛巾，穿开裆裤，去除活动性假牙、金属用物及贵重物品。肠镜、小肠镜检查后，患者可能会出现轻微的腹胀、腹痛等症状，是因为检查过程中医生会进行适当充气，待肛门排气之后腹胀自然会缓解。若出现剧烈腹痛、便血等情况，应及时告知医护人员。

胶囊内镜检查前的准备比较简单，检查前禁食8h，并进行肠道准备即可。胶囊内镜检查后，请患者及时关注胶囊的排出情况，胶囊一般在吞服8～72h后就会随粪便排出体外。若一直未能排出或出现腹痛等情况，请及时告知医护人员。

为什么需要行内镜下肠道超声检查？

内镜下肠道超声检查是内镜和超声结合的检查，目前已被广泛应用于消化系统疾病的诊断和介入治疗，在 IBD 的诊断中亦发挥了重要作用。其可清晰显示肠壁各个层次结构的改变及黏膜下脉管样结构，探测肠道及肛管的周围组织，发现肠道周围有肿大的淋巴结及直肠、肛管周围有并发症，并可利用超声多普勒功能探查周围病灶及血供情况。因此，肠道超声检查越来越广泛地应用于 IBD 及其相关并发症的检查中。内镜下肠道超声检查还可以进行组织活检，有望提高疾病的检出率，这在临床实践中很有意义。

肠镜超声检查准备如同结肠镜与小肠镜检查前的准备，常需禁食 4～8h，并进行肠道准备，需要充气以扩张肠道。若出现腹痛，解黑便、血便等情况，应及时告知医护人员。

肠道准备怎么做？

肠道准备对肠道内镜检查来说是非常重要的，肠道内的清洁程度是影响检查质量的重要因素，高质量的肠道准备可减少漏诊和误诊的发生率。

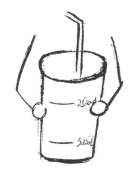

检查前 1～3 天，请进食低渣食物，如稀饭、面条、蛋羹等，避免进食海带、芹菜及西瓜等。

检查前，需禁食 4～8h，进行无痛内镜检查

4h前禁水（避免麻醉时误吸），检查前6h开始行肠道准备。目前，肠道准备大多使用复方聚乙二醇电解质散，表2-1为临床常用复方聚乙二醇电解质散的使用说明，请严格根据说明书或是在医护人员的指导下正确泡服，尽量在1h内喝水1000mL，服用过程中若身体状况允许，请尽量来回走动，以加快肠道的清洁速度。

若有严重便秘，请提前与医生联系，检查前可使用缓泻剂。若有明显的腹痛、恶心、呕吐等症状，请及时与医生联系，判断是否存在肠梗阻。服用过程中若出现呕吐、腹胀、腹痛等情况，应及时告知医护人员。

在多数情况下，服药后1h左右开始第一次排便，当您解出无色或黄色透明水样便时，方可检查。如若肠道准备未达到要求（如黄色水样便中有大量粪渣），请尽早与医生联系。值得注意的是，特别严重的溃疡性结肠炎患者可不用口服泻药，只用开塞露塞肛或是用甘油灌肠剂灌肠即可，请严格参照医嘱执行。

表2-1　临床常用复方聚乙二醇电解质散的使用说明

商品名	性状	规格	配制方法	服用方法及用量	不良反应	注意事项
恒康正清	白色微咸	1盒含A、B、C各1包	将3包粉剂加水配制成1000mL溶液	用量2000～3000mL，首次服用600～1000mL之后，每隔10～15分钟服用250mL	恶心、饱胀感，少见有腹痛、呕吐等	服药过程中若出现严重腹胀，可放慢服用速度或暂停服用

续表

商品名	性状	规格	配制方法	服用方法及用量	不良反应	注意事项
和爽	白色菠萝味味微甜	每袋68.56g	每 68.56g 配制成 1000mL 溶液	成人1次用量2000～4000mL，每隔10～15分钟服用250mL	呕吐、腹胀、恶心等，严重者有休克、过敏症状	服药过程中若出现严重腹胀，可放慢服用速度或暂停服用。服药时需家属陪同
舒泰清	白色微咸	1盒含A、B各12包	取A、B各2包，配制成 250mL 溶液	最多口服3000mL，每隔10～15分钟服用250mL	恶心、腹胀，偶有腹部痉挛、呕吐等	服药过程中若出现严重腹胀，可放慢服用速度或暂停服用

注：休克、过敏症状包括颜面苍白、血压下降、呕吐、持续怄气、不舒服、眩晕、发冷、荨麻疹、呼吸困难、颜面浮肿等表现。

（王雪英）

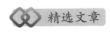

精选文章

只要死不了，就要拼命活着

小 哇

"真正的勇士，敢于直面惨淡的人生，敢于正视淋漓的鲜血。"

为什么蔚蓝的天空看上去灰蒙蒙的？咦？怎么下雨了？可是别人都没打伞！这"雨水"的味道怎么是苦的呢……

2015年4月的一天，我走出了诊室，早已充盈眼眶的泪珠终于忍不住落了下来。我独自在花坛边来回走动，爸妈站在远处望着我，我不敢看他们。我怕，我怕当场哭出来；我怕，我怕我的生命很快就到尽头；我怕，身心的痛苦也会把家人压倒。我还小，我还没有好好地看过这个世界，我怎能离去？花花世界里虽然掺杂着许多不堪，但里面的美妙又是多么令人愉悦！

我要振作，怕什么，只要死不了，就要拼命活着！

高考前期发病，算是不幸也算幸运。不幸的是，拖着这早已疲惫不堪的身子，怎能承受得住如此巨大的压力？幸运的是，多亏了高考，才能尽早发现这个恶魔。父亲对我说："复读吧。"可我还是拒绝了父亲的好意，"我能坚持下来的，相信我。"或许是怀着信念，我顺利度过了考试。

这期间的苦难，没有经历过的人，恐怕无法知晓，正如傅园慧说的那样，"鬼知道我都经历了什么"。每次一上课就往厕所跑，我成了同学眼中的异类，拉肚子拉得虚脱，被口腔溃疡折磨得连话都说不了，同学都说我的脸色苍白，好像僵尸一样。他们可曾知道，我已经完全没有力气，上课时连坐着的力气都快没有了。

终于，有一天，我注意到自己瘦了，脸也小了，肚子上的肉也没了。我爸说："这突然瘦下来，肯定是身体有问题，去医院吧。"当地医生说治不了，推荐我去上级医院。然后，找到了省会医院的IBD专科医生。但当医生说"你可能得了克罗恩病，从今往后，你要好好学习这方面的疾病知识，目前恐怕是无法治愈，但是可以想办法控制病情，准备住院"时，我心里咯噔一下，泪珠在眼眶打转，瞬间，感觉天都暗了！

住院后，确诊了，遇到了隔壁床的同龄女生，她很开朗、很乐观，经常开导我，我渐渐意识到我应该振作起来。在接受了规范的治疗后，我的身体也渐渐地恢复起来。每天上学带着一大罐营养液去教室成了习惯，遇到同学的好奇提问成了习惯，吃一大把药成了习惯，经常跑医院成了习惯。当了解到更多IBD知识之后，我发现其实只要管理好自己，控制好病情，一样可以正常地学习、生活。

有时生命真的很脆弱、很无助，也许坚强是我们唯一的出路。我，变得开朗了，乐观了，也找到了战友，也许一切真的是最好的安排。没有生病的我，一定不会领悟到生活是一件多么美好的事，也一定不会认识这么多共患难的朋友，我们或分享着喜悦，或发泄着不满，但一直坚强地生活着。

当年作为一个新人的我，如今也算是"老人"了，在病友群里能回答一些常规问题，也能帮助那些新病友。正所谓助人者自助，"办正义的事，做正义的人"，我们的人生依旧可以精彩万分。

三毛说："上天不给我的，无论我十指怎样紧扣，仍然走漏；给我的，无论过去我怎么失手，都会拥有。"老天夺走了我的健康，却又为我打开了另一扇窗，让我能探出头去欣赏外面世界的美好。

Part 2 认 识

第3章 饮 食

古人云，民以食为天。饮食在每个人的生活中占据着非常重要的地位，对于IBD患者来说更是如此，因其病变主要发生在消化道。无论是在IBD专科门诊还是在住院部，总能听到患者询问医护人员"什么东西我能吃""什么东西不能吃""在饮食方面我该注意些什么"等。患者最大的心愿就是能够有一个明细清单能直接列出他们能吃的和不能吃的。他们可以参照这个"饮食清单"，没有心理负担地吃。事实上，不存在适用于所有IBD患者的单一饮食或饮食方案，制定饮食方案必须个体化。本章将对与IBD相关的饮食与营养知识进行介绍；强调饮食对疾病控制的重要性；提出不同疾病类型和病变范围，尤其是疾病活动期的患者需要遵守的进食的基本原则及注意事项；对一些常见饮食疑惑进行解答；指导患者更好地进行饮食管理。

IBD是如何影响食物消化和营养吸收的?

IBD为消化系统疾病，会影响食物的消化与吸收，且由于病变部位有差异，克罗恩病和溃疡性结肠炎对消化吸收的影响也有所区别。克罗恩病的病变部位可以累及从口腔到肛门的

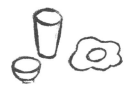

整个消化道，以小肠（尤其是末端回肠）多见，其次为紧邻回肠末段的结肠。克罗恩病会妨碍食物消化和营养吸收。消化不全的食糜随同胆汁盐一起被直接排入大肠，这时即使大肠没有病变，没有被消化的食物进入大肠也会影响水的重吸收而导致腹泻。如果在患有克罗恩病的同时小肠、大肠有炎症，则腹泻会更严重。吸收功能的强弱与小肠炎症的严重程度和累及范围有关，例如小肠上段炎症会影响包括碳水化合物、蛋白质、维生素、矿物质等许多营养物质的吸收，回肠炎症会导致维生素B_{12}吸收发生障碍等。

溃疡性结肠炎的炎症一般仅发生在大肠，小肠的功能是正常的。因此，溃疡性结肠炎患者吸收营养物质的功能基本正常，但水的重吸收功能出现异常，导致其腹泻往往较克罗恩病患者更为严重。

因此，克罗恩病和溃疡性结肠炎都可以导致营养成分吸收障碍和丢失过多，以小肠病变多见的克罗恩病患者有营养物质吸收不良时，情况更为严重，故营养不良更为普遍。

饮食对IBD的重要性体现在哪里？

作为消化系统的慢性消耗性疾病患者，IBD患者发生营养不良越来越普遍，尤其是克罗恩病患者。IBD引起营养不良的原因详见表3-1。

表3-1　炎症性肠病患者营养不良的原因

原因	相关因素
营养需求增加	炎症活动
营养丢失增加	腹泻、肠道和瘘管导致蛋白质的丢失

原因	相关因素
膳食摄入受损或营养吸收不良	恶心、呕吐、食欲不振、细菌过度生长、继发性乳糖吸收不良
医源性（药物相关、手术相关）	药物与营养相互影响，减少肠道的吸收面积

针对患者营养不良的情况，饮食对 IBD 患者来说具有重要意义，也是患者和医护人员关注的重点。饮食的重要性主要体现在以下三个方面。

（1）饮食中所含的基础物质对改善营养的作用。由于疾病本身、并发症和药物治疗等原因，IBD 患者在营养吸收方面存在困难，导致营养不良在患者群体中非常普遍，而饮食中所含的不同营养物质可以在一定程度上

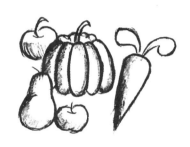

改善 IBD 患者的营养状态。我们每天摄入的食物含有各种各样的营养物质，如蛋白质、碳水化合物、维生素、矿物质等，对人体具有不同的作用。碳水化合物、蛋白质和脂肪作为产能营养素，可为人体的生命活动提供能量；蛋白质还是构成人体组织，器官（心、肝、肾等内脏器官）的重要组成部分；矿物质（如钙、磷）和维生素（如维生素 D）是骨骼代谢所必需的。因此，IBD 患者应养成良好的均衡饮食的习惯，保证营养物质摄入充足，从而帮助改善总体的健康状况，提升治疗效果和免疫力。

（2）饮食中所含的特殊成分的辅助治疗作用。饮食中的有些成分对疾病有一定的辅助治疗作用，主要有膳食纤维、益生菌和ω-3多不饱和脂肪酸。膳食纤维分为水溶性和非水溶性两种类型。其中，

水溶性膳食纤维对IBD患者有许多益处，通过减慢粪便通过肠道的速度来减少腹泻次数，增加营养吸收的时间。含有水溶性膳食纤维的食物有苹果、香蕉、豌豆、南瓜等。益生菌是一类非致病性的有益菌群，存在于人体肠道内，可维持肠道免疫功能的正常，影响肠黏膜的新陈代谢。益生菌主要存在于酸奶中。目前，大量研究表明益生菌在溃疡性结肠炎中具有诱导缓解和维持缓解的作用。ω-3多不饱和脂肪酸是人体的必需氨基酸，其代谢产物具有抑制疾病免疫和炎症反应的作用，从而维持疾病的缓解。ω-3多不饱和脂肪酸主要存在于深海鱼油、坚果中。

（3）科学饮食管理的积极作用。科学饮食是控制IBD的关键环节之一。相信许多患者都问过："为什么我会得这个病？"医生会回答："目前研究仍无明确答案，可能跟遗传、环境、饮食等有关。"国内外的许多研究者通过探讨饮食与IBD的关系，发现食物中的高糖食物、脂肪、蛋白质和食品添加剂、防腐剂、污染颗粒等非饮食成分可能与患病有关，还发现饮食是导致IBD出现症状及复发的重要因素之一，患者常常对辛辣、生冷、油腻食物、酒类不耐受。在保证均衡充足摄入营养的前提下，对IBD患者的饮食进行管理和指导，对维持疾病缓解具有重要意义。

饮食方案为什么必须个体化？

平衡饮食、保持良好的营养状态是IBD患者努力的目标，所以每位IBD患者都非常关注哪些东西能吃和哪些东西不能吃，但是绝没有适合所有患者的一个或几个食谱，因为每位IBD患者的病情不一样，不同时间内同一位患者的病情也在不断变化，不耐受的饮食种类也存在个体差异。例如，病变在小肠的克罗恩病患者更容易发生对高脂食物的不耐受，可能与小肠是吸收脂肪的主要部位有关。

　　患者需要根据自身的疾病类型和病变范围，在坚持饮食多样化的原则下，正确选择自己能吃的食物，限制摄入含非水溶性纤维较多的食物，减少摄入油腻或油炸等高脂食物，尽量避免高糖、含人工添加剂较多、辛辣刺激和不利于整体健康的食物（例如腌制品等）。同时，注意适量摄入可能的不耐受食物，避免诱发症状。不能在没有依据的情况下一味遵循病友的饮食建议，因为每个人的疾病类型、程度、对食物的耐受情况等都不一样。适合别人的并不一定适合自己。所以，在专科医护人员科学的饮食指导和饮食管理下，尝试某些食物（建议在疾病缓解期尝试患病后就未吃过的食物）后，观察自身反应，通过记录饮食日记来不断摸索自身能够耐受的食物，形成个体化的饮食方案。

什么是排除饮食法?

　　排除饮食法是常用的饮食管理方法之一，是指去除IBD患者日常饮食中某些可能诱发或加重消化道症状的食物。这种饮食法有助于帮助患者改善症状，并维持疾病缓解。连续几周记录饮食日记对患者发现自身不耐受饮食具有重要作用，如果患者因摄入某些食物而出现疾病症状加重或复发，不再摄入这些食物后症状可得到不同程度的改善，那么这些食物可列入排除的范畴，如活动期IBD患者排除富含纤维素的食物，就可避免加重腹痛、腹泻症状。但需要强调的是，饮食不耐受的发生还受到许多因素的影响，例如食物的量、温度以及疾病活动度等。因此，可在缓解期再次尝试，再通过记录饮食日记来确定是否排除。患者若有意向进行排除饮食，应告知医生，需在专科医生或营养师指导下进行，从而有利于减少疾病复发率，提高缓解率，避免因过度限制饮食而加重营养不良。

缓解期该怎么吃？

无论是克罗恩病还是溃疡性结肠炎，在疾病缓解期，每位患者应从自身口味喜好和健康饮食出发，保证摄入的食物营养全面且均衡。一般来说，健康的饮食列举如下：①如瘦肉、鱼、家禽肉、鸡蛋、动物肝脏、乳制品（如果不存在乳糖不耐受的话可选用）、豆制品、坚果等。②蔬菜：通常，蔬菜中含有丰富的膳食纤维，建议适量进食含有水溶性膳食纤维的蔬菜，如南瓜、胡萝卜、秋葵等，同时不需要完全避免包括绿叶蔬菜、番薯等在内的含有非水溶性膳食纤维的蔬菜。病变部位在左半结肠的溃疡性结肠炎患者，可能以便秘作为主要症状，在出现便秘的情况下应适当增加纤维素的摄入。③水果：其是维生素和矿物质的主要来源，种类繁多，如苹果、香蕉、桃子、梨等，建议进食水果时削除不易消化的果皮或榨汁食用。④谷物：主要含有碳水化合物，是能量的主要来源，通常指主食，以食用米饭、面条、馒头、面包等为主。⑤饮料：其是补充因慢性腹泻而造成身体脱水的首要物质，可以饮用的有水、适量的无咖啡因的咖啡、茶和软饮料，其中水是相对健康的补液饮料。

活动期或伴有狭窄时该怎么吃？

如果IBD患者正经历疾病的发作，或者克罗恩病患者存在肠道狭窄，那么低渣、低纤维饮食或流质饮食会是不错的选择。

低渣、低纤维饮食可缓解腹痛、腹胀，减少肠蠕动，从而缓解腹泻。此外，低渣、低纤维饮食可以让肠道狭窄的克罗恩病患者避免因粗纤维食物排空受阻，堵塞肠道而造成肠梗阻，从而引起腹痛、腹胀。低渣、低纤维饮食范例见表3-2。

流质饮食是指进食呈液体状、易吞咽消化、没有刺激性的食物，但其所含热量和营养素往往不足，例如豆浆、米汤、菜汤、稀藕粉、清肉汤（去油腻）、去渣果汁、红豆汤（仅喝汤）等。

表3-2 低渣、低纤维饮食范例

种类	举例
碳水化合物	白面包、白米饭、精白面粉制成的面包、饼干、蛋糕等
水果	不含果肉和果渣的果汁（鲜榨果汁），不带皮的水果（削皮的苹果、梨、桃子等）
蔬菜	煮熟的蔬菜、去皮土豆、去除果肉的蔬菜汁
富含蛋白质的食物	鱼、瘦肉、鸡蛋、家禽肉等

能摄入乳制品吗？

乳制品又叫奶制品，是指以乳（或奶）为主料，添加或不添加允许使用的食品添加剂和（或）食品营养强化剂等辅料，经加工制得的产品。乳制品的种类繁多，主要包括反刍动物奶（牛奶、羊奶），酸奶，奶粉，黄油，冰淇淋，奶油和奶酪等。乳制品含有乳蛋白质、乳脂肪、乳糖、矿物质、维生素及水分在内的超过100种的营养成分。其中，乳蛋白质是一种完全蛋白质和最佳蛋白质，钙离子与蛋白质的结合是人体吸收利用钙离子的最好形式。因此，乳制品被推荐为蛋白质和钙离子的最佳来源。我国居民受传统饮食习惯的影响，乳制品消费以液态奶（纯牛奶）、酸奶等为主。如果要简单回答IBD患者能否摄入乳制品，那我们的回答是"能"，但必须遵循个体化的原则，并能够对自身摄入后的反应进行辨别，从而科学对待。接下来具体分析纯牛奶和酸奶在IBD患者饮食中的角色。

牛奶是指母牛产犊后从乳腺分泌出来的一种白色或稍带微黄色的不透明的胶体状液体，其化学成分复杂，主要由水、蛋白质、脂肪、乳糖、无机盐等组成。从配料表来看，纯牛奶仅包含生牛乳，不添加其他物质。牛奶所含的乳糖即是能量的来源，也是引起消化不良或不耐受相关消化系统症状的主要成分。乳糖不耐受引起的腹痛、腹泻等症状与疾病本身的消化系统症状相似，不易区分，容易导致IBD患者误认为因摄入牛奶出现乳糖不耐受而选择避免。因此，当患者在疑惑自身是否存在乳糖不耐受时，可采取氢呼气试验进行诊断。但患者即使被诊断为乳糖不耐受者，也不必完全限制摄入牛奶，可以少量摄入或者补充外源性乳糖酶制剂而不会出现不适症状，抑或是可以尝试摄入乳糖含量低的乳制品，例如酸奶或奶酪等。IBD患者要学会分析自身因摄入牛奶出现不良反应的具体情况，若是在疾病活动期摄入后出现不良反应的，那可以在缓解期再次尝试，因为可能只是由疾病本身引起的症状。

酸奶是指全脂乳或脱脂乳经特殊微生物发酵而成的乳制品，且含有益生菌，具有独特的营养价值和保健功能。研究表明，益生菌在抗炎、诱导及维持疾病缓解等方面发挥作用。此外，酸奶在发酵过程中，其益生菌所含有的乳糖酶数量会增加，可以帮助乳糖分解，充当着乳糖酶补充剂的作用。因此，与牛奶相比，IBD患者更容易耐受酸奶。建议选择尽可能含有更少添加剂（例如增稠剂）的酸奶，鼓励患者自己尝试制作酸奶。我们知道酸奶需要冷藏才能保持益生菌的活性，加热会使益生菌失去活性而不具备相应的作用。若某些IBD患者无法耐受或为了避免因酸奶冰凉温度的刺激而出现胃肠道症状，可以将酸奶从冷藏环境中取出，将其放置在常温环境中，待其温度适当上升后再摄入，而不是对其进行加热。值得注意的是，虽然从理论上来说酸奶引起不良反应的概率会小于牛奶，但仍要指导患者在出现不良反应时，需在分析具体情况后再采取措施来应对。

为何需要监测微量营养素？

微量营养素是指所有促进人体健康生长和发育所必需的营养素，如维生素和矿物质等。机体不能合成维生素，需依赖食物摄取，它们通常在调节物质代谢中起着重要的作用。矿物质又可分为常量元素和微量元素。

IBD常见微量营养素缺乏情况见表3-3，IBD患者的微量营养素缺乏是由多个环节引起的，包括摄入量减少、吸收障碍、直接损失和能量消耗增加。

表3-3 IBD常见微量营养素缺乏情况

缺乏微量营养素的种类	克罗恩病	溃疡性结肠炎
铁离子	39%	81%
叶酸	54%	36%
维生素B_{12}	48%	5%
维生素A	11%～50%	93%
维生素D	23%～75%	35%

续表

缺乏微量营养素的种类	克罗恩病	溃疡性结肠炎
维生素E	0	40%
维生素K	/	/
钙离子	13%	/
镁离子	14%～33%	/
钾离子	6%～20%	/
锌离子	40%～50%	/

另外，部分微量元素血清测量值或者其标志物的上升或下降可以作为炎症反应判断的参考。例如发生炎症反应时，铁蛋白和铜离子的含量会增加，叶酸、锌元素和硒元素的含量却减少。根据这个结果，监测临床缓解期患者的微量营养素，可发现缺乏各种微量营养素。即使看上去营养状态明显良好的患者，也有可能缺乏微量营养素。这个发现强调了常规（每年）监测营养素是相当有必要的。

临床上补充微量营养素可以极大地改善IBD患者的并发症，如IBD最常见的并发症是贫血，而铁离子、维生素B_{12}和叶酸的缺乏是导致IBD患者发生贫血的重要因素，若及时补充这些微量营养素，可相对改善患者的病情。

大多数的维生素缺乏可以通过补充得到纠正，但不绝对，有些患者甚至需要长期补充，铁离子、锌离子和维生素D可能需要特定的代替方案。

贫血时补铁的注意事项有哪些？

世界卫生组织对贫血的定义同样适用于IBD患者，具体见表3-4。

所有的IBD患者，都应该检测是否存在贫血。IBD患者的贫血类型主要是缺铁性贫血、慢性病性贫血和混合性贫血。

表3-4　贫血诊断[血红蛋白浓度（g/L）]

年龄	健康	轻度贫血	中度	重度
0.5～4岁	≥110	100～109	70～99	<70
5～11岁	≥115	110～114	80～109	<80
12～14岁	≥110	100～109	80～99	<80
未孕女性（≥15岁）	≥120	110～119	80～109	<80
孕妇（≥15岁）	≥120	100～109	70～99	<70
男性（≥15岁）	≥130	110～129	80～109	<80

IBD患者的贫血会增加患病率、住院率、医疗费用和死亡率。在医生诊断明确的情况下，关于如何科学补铁，我们有两种途径。

一种是饮食补铁。IBD患者可以在饮食中增加含铁丰富的食物，如瘦肉，鸡蛋，深色绿叶蔬菜，豆类（如豌豆、蚕豆等，在患者身体可耐受的情况下）。

另一种是药物补铁。针对已发生铁缺乏的患者，常采用补充铁剂的治疗方法，但是否要给未发生铁缺乏的患者补充铁剂仍存在争议，需个体化考虑。目前，IBD患者补铁的最佳剂量还未确定，一般的推荐剂量为50～200mg/d。口服铁剂时，为了促进铁离子的吸收，避免在补铁药物摄入前后30～45min内喝茶、饮酒，因为茶和酒中所含的鞣酸能结合铁离子，妨碍铁离子在胃中的吸收；也需要避免摄入碳酸饮料，因其所含的碳酸盐能够结合铁离子，影响铁离子在胃中的吸收。如果患者想喝牛奶或其他含钙丰富的奶制品以及含钙丰富的维生素和矿物质补充剂，那么建议与铁剂服用时间间隔30～45min，因为牛奶中的钙能够明显减少对铁离子的吸收。谷物中的植酸盐会阻止铁离子的吸收。但在补充铁离子的同时可以摄入维生素 C 含量丰富的食物（如橘子汁），因其所含的抗坏血酸能促进对铁离子的吸收。

除铁离子外的其他微量营养素如何补充？

克罗恩病患者维生素 B_{12} 缺乏的发生率为 5.6%～38.0%。有回肠病变和（或）切除以及（或）临床缺乏症状的克罗恩病患者应每年监测是否存在维生素 B_{12} 缺乏。回肠末端切除长度＞30cm 时，不论回盲瓣是否存在，都会使患者容易出现维生素 B_{12} 缺乏。回肠末端切除长度＜20cm 时，通常不会导致维生素 B_{12} 缺乏。必要时，请与医生联系。

维生素 A 缺乏较易发生在小肠部分切除后的 IBD 患者上。有研究显示，有规律地进行胃肠外补充维生素 A 后，患者的病情得到缓解，其夜盲症也有所改善。

维生素 D 有助于强化骨骼。患者如果存在乳糖不耐受、病变部位在小肠、曾做过肠道手术、激素治疗等，那么可能会更易缺乏维生素 D。对于存在以上这些情况的患者，很可能需要补充维生素 D。晒太阳是获取维生素 D 的好方式，患者可尝试在不涂抹防晒霜的情况下，每天晒太阳20min，可以晒手臂和腿部。不要晒日光浴，这会增加患皮肤癌的风险。此外，增加户外活动的时间，呼吸新鲜空气，强健骨骼。对于需要补充维生素 D 的患者，一般每日补充400个单位的维生素 D，关于具体的补充量与情况，请与医生联系。

如果患者正在接受激素治疗和（或）存在小肠疾病以及（或）存在乳糖不耐受的情况，那一般需每日摄入钙1000～1500mg（无论是饮食形式还是补充形式，一日3次）。患者可在饮食中增加含钙丰富的食物，如牛奶。关于具体补充方案，患者需要咨询医生。此外，患者也有必要定期检测骨密度，及早预防和发现骨质疏松。

镁元素是维持骨细胞结构和功能所必需的元素，对促进骨形成和骨再生，维持骨骼和牙齿的强度及密度具有重要作用。此外，其还能维护胃肠道，影响激素分泌，且能调节神经肌肉的兴奋性。轻度缺镁时，可由饮食或口服补充镁剂来改善，可服用氧化镁或氢氧化镁药物，为避免腹泻，可与氢氧化铝胶联用。口服不能耐受或不能吸收时，可采用肌肉注射镁剂。同时，应避免补镁过多、过快，以免发生镁中毒。

钾元素有助于维持神经健康、心跳节律正常。人体缺钾时可出现恶心、呕吐以及腹泻等情况。钾缺乏的IBD患者可摄入含钾丰富的食物，如乳制品、水果、蔬菜、瘦肉、内脏等。

锌元素是参与人体正常免疫系统和控制炎症过程中不可缺少的元素。世界卫生组织和联合国儿童基金会建议，有腹泻症状的儿童每天应补充10～20mg的锌元素。

请患者在正式开始摄入营养物质前告知医生和营养师，他们将与患者共同探讨患者是否需要额外补充营养素以及补充哪些营养素和补充量。

需要额外摄入保健品吗？

虽有报道说，人参、灵芝、膏方、蜂王浆、铁皮石斛等具有补气、生津、安神、强心、保肝、抗肿瘤、抗衰老、抗疲劳、抗氧化、补脾健胃、调节免疫、改善睡眠质量、改善记忆功能等作用，但是需要注意的是，人参、灵芝、膏方、蜂王浆、铁皮石斛等主要属于中医范畴。在服用中医类食品或药品时要强调的是，需要医生对每个人进行辨证后再进行个体化进补（因人制宜），IBD 患者亦是如此。而目前，这类保健品是否对治疗 IBD 有效，尚缺乏科学依据。有研究认为添加了人参的中药汤剂（人参健脾汤）能有效改善溃疡性结肠炎患者的临床症状，对脾胃虚弱症的溃疡性结肠炎患者的疗效较佳，但对克罗恩病患者以及其他证型的溃疡性结肠炎患者是否有效的研究少见。对此，我们的建议是，在保证患者正确服用西药的基础上，若患者希望尝试这类保健品，请到正规医院由专门医生进行辨证后再食用。

外出聚餐要注意什么？

外出聚餐时会遇到种类多样、烹调方式各异的食物。而某些患者可能会被不知晓其患病的朋友劝说进食某些可能引起疾病症状加重或复发的食物。因此，患者最好可以事先说明自己不耐受的食物，尽可能遵循平衡饮食原则来选择食物，避免选择刺激肠道从而使肠道加快食物通过的饮料（如含咖啡因的饮品、酒类及碳酸饮料等）。寻找简单蒸熟的食物，慢慢进餐，不要暴饮暴食，坚持原有的正常的饮食习惯。但不是说类似汉堡、炸鸡等脂肪和盐含量过多的、相对不太健康的食物一点也不能吃，偶尔少量进食也是允许的，但能少吃的就尽可能少吃。

如何记录饮食日记？

饮食日记是为了方便患者记录自身饮食及胃肠反应情况，并同时记录用药情况、整体感觉、大便情况等。记录饮食日记不仅有助于患者发现自身不耐受的饮食，判断是否平衡饮食，而且有利于医生、护士、营养师等根据饮食日记反映的问题进行有针对性的饮食指导。为了方便 IBD 患者记录饮食日记，有学者设计了饮食日记记录表，见表 3-5。该模板可以很好地了解患者的整体情况，患者使用后普遍反映此饮食日记模板设计合理，便于使用。且有研究显示，记录饮食日记可改变不良的饮食习惯，有助于提高生活质量。患者可以准备一个专门的饮食日记本进行记录。"饮食日记本"的记录内容主要包括每天进食的食物名称、进食量、烹饪方法，每日大便的次数、颜色、性状，用药情况等（"其他"这一栏用于患者记录自己认为重要的信息）。患者可以在门诊就诊时带上自己的饮食日记本，以便医生、营养师等进行饮食营养回顾。

记录饮食日记需要长期坚持。

表 3-5　IBD 患者的饮食日记模板

姓名：　　　　性别：　　　　年龄：　　　　诊断：

日期	时间	地点	食物名称、进食量、烹饪方法	胃肠反应	反应距离进食的时间	用药情况	整体感觉	大便情况	其他

（周云仙　郑晶晶　陈婷婷）

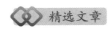
精选文章

不一样的幸福

田　静

　　二月中旬的一个周末，为了给孩子们的作文找素材，我和其他几个家长带着孩子们去了湿地，去那里寻找春天里大自然的各种细微变化，但孩子们到了那里其实就是各种跑跳，挖野菜，看野地里的小虫子，寻找她们眼里的各种"宝物"。

　　我们几个大人也在专心挖野菜，然后等孩子们玩得差不多了就收工。我们一起做了顿野菜大餐，我随身带着安素，自己用安素泡了一杯，陪大家吃饭，休息了一会儿，又去了附近的博物馆转转。

　　朋友们时不时问我："累不累？要不要休息一下？我帮你拿背包。"我一边谢谢大家的关心，一边又觉得不好意思，患病8年，我还是没有习惯"患者"这个角色，常常忘记。而和朋友们在一起时，我不怎么吃饭的事实又常常提醒我，还是和别人不太一样！

　　我以为这只是我自己的事情，我生病了，那么就去治疗，好的时候工作做事，不好的时候住院，就是这样，和别人相比，我也只是去医院去得多而已。直到这次的周末郊游，我遇到一位老太太和她的孙女。她的孙女和我的女儿是同学。

　　那位老太太仔细地看着我，说："你气色好多了，现在可以吃饭了吗？"

　　我愣住了，问她："我们不是第一次见面吗？您怎么知道我的事情？"

　　她继续说："是我孙女告诉我的，她说你女儿非常着急，在班上问有什么办法可以让妈妈吃饭。"

　　我笑了笑，没有再说什么，心里感叹，原来孩子那么在意我不吃饭这件事情。

　　一直以来，我尽量在减少得病给家庭造成的不利影响，即使再不舒服，再疼，我的父母和孩子也没有看到过我流泪。他们有时候很担心，我总是微笑着去调侃，说自己是不食人间烟火的，现在吃的营养液是世界上最健康的食物，而且不用烹饪，省时省力，方便快捷。我希望家人不要太担心，家人也不希望我有压力。

　　而在这个二月，从这位老太太这里，我知道了，原来我的孩子非常担心我不吃饭，我想起孩子曾说过她的新年愿望是希望妈妈能和家里人一起吃饭。

　　我经常查阅克罗恩病的资料，使她潜移默化地知道了不少。有一次我和别人解释我不能吃饭的原因，她在旁边突然冒出一句："是的，妈妈不能吃，吃了可能会有梗阻。"她那么自然地说出"梗阻"这个专业词语，我虽然惊讶她的学习吸收能力，但其实心里很不是滋味。

　　我的父母默默地承担了很多本来应该由我来完成的家务事，他们本来可以在老家自在地享受退休后的生活。由于我患病了，他们来我工作的城市照料我，在这里他们语言不通，没有朋友，饮食习惯、风俗习惯也不一样，而他们已经步入暮年，一切却要重新开始。

虽然一家人在一起有很多快乐的日子，但我也渐渐发现，父母这几年头发白得很快，要大声说话才能让他们听得到，走路时的影子也不再是我记忆里意气风发的样子。我生病的这几年，父母老得很快。有时候午夜梦回，我想起这些，也觉得非常内疚和无可奈何。

回望生病前的几年，刚开始上班，白天忙工作，回家忙家务，晚上总是睡得非常晚，也不运动。饮食里深加工食品不少，方便面时不时也吃一吃，这样的生活质量不高，而且潜移默化地影响着我的体质和心情，直到我疾病暴发的那一天。

在找到医生进行正规治疗前，我每天腹痛、腹泻四五次，体重急剧下降，后来又开始手脚僵直，早上起身很困难，脚肿得厉害，下楼时要像螃蟹一样横着走，又莫名其妙地有了泌尿结石和肾结石。现在知道这些是克罗恩病的并发症。后来认识了IBD的专科医生，了解了更多的治疗资讯，看到了希望，有了信心。我开始按时吃药，生活有规律，注意锻炼和饮食，努力控制自己的病情。

住院的时候，每天晚上七点就睡了，早上五点就起来，是我作息最好的一段时间。早上出去锻炼，呼吸着清新的空气，我的焦虑心情得到缓慢缓解。在医院认识了很好的医生，他们给了我详细的治疗和饮食指导；也认识了亲切的病友，共同的经历让我们一见如故，而大家对待疾病的态度也越来越镇定、客观、理智和勇敢了。我们常常互称"战友"，我不再觉得是孤身一人了。

生病这几年，去医院的次数远远超过了去工作单位的次数，有时候需要住院，不得不请长假，渐渐感觉自己被边缘化了。微信工作群里热闹忙碌，有各种工作布置、各种学习活动，我基本都是默默地看着，无法融入其中。那感觉既熟悉又陌生，我想，等我可以恢复正常工作了，再去和大家交流。

是的，我失去了部分的健康，但是生活还会继续下去。事实上，这个慢性病，使我开始过上一种非常健康的生活，再也不熬夜了，再也不吃不健康的食品了。身体上的痛苦也磨炼了我的毅力，让我这个性急的人变得有耐心和宽容了，也更愿意去接触人群，更能体会别人的痛苦了。

这一切都是拜克罗恩病所赐。失之东隅，收之桑榆。从这个意义上来说，我还是幸运的，虽然有点不一样。

现在我有一种强烈的愿望：希望身体稳定起来，让家人不再担心我；以后要和家人一起好好地吃顿饭；也要继续心爱的工作，可以预见的是，当我重返工作岗位的时候，一定会有一种失而复得的喜悦，会更加珍惜每一个可以工作的日子；志愿者的工作也要快乐地做下去，大家互相扶持，继续前行。

完全治愈克罗恩病还需要很长的时间，但是我愿意用发展的眼光去看待它，现在有了IBD专科医生，看病越来越规范、方便；有了志愿者，而且人数还在不断地增加，关于IBD的讯息也越来越多，更多的人在关注着、关心着IBD患者。群体的力量是巨大的，无穷的。我坚信我们的未来会越来越好！

第4章 药 物

　　如果患者被告知得了IBD这种疾病，患者可能会紧张、迷茫、担忧等，但请患者不要害怕，因为近年来，IBD的药物治疗研究不断深入，特别是在遗传学、免疫学、细胞分子生物学方面取得了重大进展，从初期的一线药物氨基水杨酸、抗肠道厌氧菌药物，到糖皮质激素、免疫抑制剂、生物制剂，以及目前的联合用药、个体化用药，IBD药物治疗领域在不断突破。患者可能需要进行长期的用药和治疗监测，但幸运的是绝大部分患者都是能通过规范治疗达到临床缓解、防治并发症和改善生存质量的目的。而在这一过程中，如患者或患者的家人想了解任何有关药物方面的问题，除了及时和患者的主治医生联系沟通外，希望本书的这一章节能有所帮助。

目前治疗IBD的药物有哪些？如何选择？

　　目前治疗IBD的药物主要有氨基水杨酸类、糖皮质激素、免疫抑制剂和生物制剂。研究表明，使用药物治疗IBD的主要目的在于诱导缓解（消除症状）和维持缓解（预防复发）。药物的主要作用机理是控制肠道炎症。治疗IBD，有标准治疗指南和专家共识，但并没有统一的治疗方案，需要进行个体化治疗。临床医生对患者病情的严重程度、发病情况、高危因素、并发症、禁忌证、遗传药理学特征、合并用药、用药史、不良反应史、社会经济状况、用药依从性、患者偏好以及药品的可及性进行全面详细的衡量，然后选择相应精准的治疗策略。在决定治疗方案前，医生还会向患者详细解释方案的效益与风险，在与患者进行充分交流并取得合作之后实施。在治疗过程中，监测治疗反应和对药物耐受的情况，检查药物依从性及药物剂量是否足够，从而随时调整治疗方案。

怎么理解升阶梯治疗和降阶梯治疗？

所谓的升阶梯治疗是依照氨基水杨酸类→糖皮质激素→免疫抑制剂→生物制剂的顺序逐步使用。这个策略曾经最为大多数学者和临床医生所接受，但是目前发现对一些有高危因素的患者，逐步升级的升阶梯治疗方案可能会导致患者失去治疗的最佳时间段，也就是"错失良机"。降阶梯治疗是指一些IBD患者不必经过"升阶梯治疗"阶段，在活动期进行诱导缓解的治疗时一开始就服用疗效更强的药物，例如生物制剂（单独用或与硫嘌呤类药物联用）或激素联合免疫抑制剂，目的是早期抑制异常的全身或肠道免疫反应，提高缓解率及减少缓解期的复发率。

目前比较公认的做法是，当IBD患者出现以下"病情难以控制"的高危因素时，可以考虑选择降阶梯治疗策略：发病年龄不足40岁；起病初期一线的氨基水杨酸类无效，需使用糖皮质激素者；克罗恩病累及小肠，或有瘘管，或肛周病变者；镜下可见深溃疡等。接受过激素治疗而复发频繁（一般指每年复发次数≥2次）的患者可以考虑更积极的治疗。

升阶梯治疗和降阶梯治疗有各自的优缺点，需要结合患者的疾病特点，经过医生和患者的共同讨论后实施。

如何选择合适的氨基水杨酸类制剂?

氨基水杨酸类制剂是治疗轻度和中度溃疡性结肠炎以及诱导缓解和维持缓解轻度活动性克罗恩病的主要药物，包括传统的柳氮磺吡啶 (sulphasalazine，SASP)、美沙拉嗪 (mesalazine)、奥沙拉嗪 (olsalazine) 和巴柳氮钠 (balsalazide disodium)。口服柳氮磺吡啶后，小部分在胃肠道吸收，通过胆汁可重新进入肠道 (肠-肝循环)，未被吸收的大部分被回肠末段和结肠的细菌分解为5-氨基水杨酸与磺胺吡啶。美沙拉嗪，化学名为5-氨基水杨酸 (5-aminosalicylic acid, 5-ASA)，是最终发挥作用的有效成分，它与炎性肠道组织直接作用，并不通过吸收产生药理作用。奥沙拉嗪在胃及小肠中不被吸收，也不被分解，到达结肠部位后其偶氮键在细菌作用下断裂，分解为二分子的5-氨基水杨酸。巴柳氮钠是前体药物，口服后以原型到达结肠，在结肠细菌的作用下释放出活性成分5-氨基水杨酸。通常又把本类药物统称为5-氨基水杨酸制剂。柳氮磺吡啶的疗效与其他5-氨基水杨酸制剂相似，价格更便宜，但柳氮磺吡啶的不良反应有白细胞数减少、骨髓抑制和皮疹 (皮疹率可高达5%～30%)。故目前多推荐使用其他5-氨基水杨酸制剂。不同类型的5-氨基水杨酸制剂的疗效相似，但不同制剂和剂型的5-氨基水杨酸的作用部位不同：pH依赖性释放型作用于末端小肠和结肠，如艾迪莎 (美沙拉嗪缓释颗粒)、惠迪 (美沙拉嗪肠溶片)；时间依赖型缓释制剂作用于全小肠和结肠，如颇得斯安 (美沙拉嗪缓释片)；对病变局限在直肠或乙状结肠的这部分患者，可选择栓剂或灌肠剂，栓剂作用范围约为10cm，泡沫剂型的可达15～20cm，灌肠液可至结肠脾曲。临床上可根据病变范围选择适合的制剂和剂型。

服用氨基水杨酸类药物时该注意什么？

氨基水杨酸类药物治疗疗程的推荐时间一般为3～5年或更长。使用时需注意：柳氮磺吡啶禁用于对磺胺类及水杨酸盐过敏者、孕妇和哺乳期妇女。美沙拉嗪制剂、奥沙拉嗪钠胶囊和巴柳氮钠禁用于对水杨酸类药物过敏者，以及严重心、肝、肾功能损害者。在服用柳氮磺吡啶期间，多饮水，保持高尿流量，以防结晶尿的发生。柳氮磺吡啶肠溶片不可压碎或掰开服用，进餐时服用为佳，夜间停药间隔不得超过8h。奥沙拉嗪钠胶囊应在进餐时伴服。美沙拉嗪片不可嚼碎或压碎。艾迪莎颗粒应直接吞服，不要咀嚼。惠迪应吞服，不可嚼碎或压碎。颇得斯安不可嚼碎服用，可掰开服用或置入水（橘汁）中成悬浮液后饮用。巴柳氮钠颗粒剂需餐前半小时服用。美沙拉嗪栓使用前应先去排便。若栓剂在10min内流泻，需重新塞入新的栓剂。在治疗期间，还应注意血细胞计数和尿检查。

一般情况下，在治疗开始14天后，就应该进行这些检查。此后，每用药4周，应进行相应检查，这种检查应进行2～3次。如果未见异常，每3个月应进行1次血浆尿素氮、血肌酐和尿沉渣等反映肾功能的检查。

目前用于IBD的免疫抑制剂有哪些？

目前用于治疗IBD的免疫抑制剂主要有以下几类。

（1）硫嘌呤类药物，包括硫唑嘌呤（azathioprine, AZA）和6-巯基嘌呤（6-mercaptopurine, 6-MP），口服。本类药物在治疗过程中应根据疗效和不良反应进行剂量调整。

（2）甲氨蝶呤（methotrexate, MTX）。IBD治疗指南中MTX不是一线药物，但对于硫嘌呤类药物无效或不能耐受者，可考虑换用MTX。

（3）神经钙调蛋白抑制剂，包括环孢素（cyclosporine）或者他克莫司（tacrolimus），主要用于激素无效或依赖的重症或难治性溃疡性结肠炎患者，但两者均需遵医嘱，并严密监测血药浓度。

（4）霉酚酸酯（mycophenolate mofetil, MMF），是对硫嘌呤类药物不耐受的IBD患者的缓解维持药物。

（5）沙利度胺（thalidomide），俗称反应停，沙利度胺治疗难治性克罗恩病在大多数情况下是有效的，但它的神经毒性限制了它维持治疗的使用。

使用免疫抑制剂的患者都需要定期复诊，在医生的指导下增减剂量，切勿随意停药和增加药物。

服用硫唑嘌呤时该注意什么？

硫唑嘌呤是维持缓解IBD最常用的药物。该药起效慢，要在用药第12～16周时才达到最大疗效。常见的不良反应包括高热、胃肠道反应、神经系统症状、骨髓抑制、肝功能异常、肌痛和关节痛。不良反应以服药3个月内常见，尤以1个月内最常见。高敏反应通常在启动治疗后2周内出现。引起高热的机制可能与硫唑嘌呤或其代谢物的特异质反应有关。骨髓抑制可迟发，甚至有发生在1年及以上者。用药期间应全程监测，定期随诊。第1个月内每周复查1次全血细胞，第2～3个月内每2周复查1次全血细胞，之后每月复查全血细胞，半年后全血细胞检查的间隔时间可视情况适当延长，但不能停止；头3个月内，每月复查肝功能，之后视情况复查。

另外，需关注本类药物的相互作用。有研究发现，硫唑嘌呤与5-氨基水杨酸制剂联用后IBD的复发率更高，骨髓抑制毒性的风险更大。别嘌醇可抑制黄嘌呤氧化酶，继而影响6-巯基嘌呤的代谢灭活途径，引起6-巯基嘌呤毒性增加。硫唑嘌呤或6-巯基嘌呤与别嘌醇必须同时服用时，应降低硫唑嘌呤或6-巯基嘌呤的剂量。在硫唑嘌呤的转化过程中需消耗大量的谷胱甘肽，即可能导致肝损伤。酒精是谷胱甘肽S-转移酶的抑制剂，能明显降低体内谷胱甘肽的水平，因此，服用硫唑嘌呤时需远离酒精。硫唑嘌呤与抗肿瘤坏死因子单克隆抗体联合用药可明显增加青年男性克罗恩病患者肝脾T细胞淋巴瘤的风险，但发病的绝对人数很低，联合应用于IBD的获益远大于肿瘤的发生风险。接受硫唑嘌呤的IBD患者对标准乙肝病毒疫苗的应答反应降低，但可以在治疗前安全和高效地免疫接种肺炎球菌疫苗与破伤风疫苗，第24周免疫接种B型流感嗜血杆菌。硫唑嘌呤是否会降低患者对狂犬病疫苗的免疫应答，尚无文献报道。

服用甲氨蝶呤时该注意什么？

在IBD治疗指南中，甲氨蝶呤不是一线药物，但对于硫嘌呤类药物无效或不能耐受者，可考虑换用甲氨蝶呤。甲氨蝶呤属于细胞毒性药物，使用时需注意监测不良反应，早期常见胃肠道反应，后期还可出现肺间质纤维化等。头4周的每周和之后的每月，定期检测全血细胞和肝功能。妊娠为MTX的使用禁忌证，用药期间及停药后

3～6个月内应避免妊娠。服药时建议不要直接接触药物，可在洗净手、戴上手套后取药服用；也可以准备一个专门服用该药的药杯，将药倒入杯中，然后直接倒入口内服用。其次，用水吞服完整的药片，切忌整片干吞、咀嚼、碾碎或掰开服用。

有研究报道，可通过补充叶酸来减少服用甲氨蝶呤引起的副作用。对于使用甲氨蝶呤治疗的患者，若加用叶酸，可降低35.8%的肝脏毒性。不管是选择口服或者皮下注射甲氨蝶呤，都需要在使用甲氨蝶呤后1～3日口服叶酸5mg，以预防药物的副作用。

服用沙利度胺有什么影响？

沙利度胺治疗难治性克罗恩病在大多数患者中是有效的。平均剂量为1.2mg/(kg·d)，一般用药4周后开始起效，最佳疗效时间出现在6～8周。但沙利度胺的神经毒性限制了用它作为维持治疗的使用。约38.0%接受沙利度胺治疗的难治性克罗恩病患者出现神经系统的不良反应。神经系统的不良反应包括嗜睡、眩晕、外周神经病变、神经质、失眠、头晕、震颤，其他神经系统的不良反应包括反常思维、健忘、精神错乱、脑病。研究表明，沙利度胺治疗出现神经毒性的严重程度与累积剂量或日剂量没有关系，但是与接收沙利度胺治疗前的疾病病程长短有关系，病程长时，容易出现2～3级神经毒性。还有20.0%～25.0%使用沙利度胺的患者会出现皮疹，如罕见中毒性表皮坏死松解症、剥脱性皮炎，一旦出现皮疹，需停用且不得恢复使用。沙利度胺禁用于孕妇及哺乳期妇女，正在使用它的年轻成年人需要采取严格的避孕措施。沙利度胺还可导致倦怠和嗜睡，故驾驶员、机器操纵者禁用。

服用环孢素和他克莫司时为什么需要监测血药浓度？

环孢素和他克莫司口服吸收不完全，用药时间长，药动力学个体差异大，有效治疗的浓度范围窄。受药物相互作用、肝胃肠功能、服药方法、年龄、性别、制剂等因素影响，血药浓度易产生波动。静脉用环孢素或他克莫司，起效快，但要维持这两种药物的有效浓度范围（环孢素的有效浓度为100～200mg/mL，他克莫司的有效浓度为5～20ng/mL），避免因浓度过低而导致疗效不佳或因浓度过高而发生药物中毒反应。故使用时，需严密监测血药浓度。

服用糖皮质激素时该如何减量？

糖皮质激素作为治疗IBD的主要药物之一，是目前公认治疗溃疡性结肠炎疗程较短的药物；其治疗克罗恩病的疗程相对较长，一般在用药8～12周时，症状得到控制，之后逐渐减量。需要注意的是糖皮质激素不能作为维持治疗的药物，在诱导缓解后应缓慢减量，快速减量可能导致IBD早期的复发。推荐每周减量5～10mg，直至20mg/d，然后以每周2.5mg的速度减量。具体情况还需根据病情与IBD专科医生联系。

使用生物制剂时该注意什么？

目前已经用于IBD临床治疗的生物制剂有多种，其中最主要的是4种抗肿瘤坏死因子抗体（TNFi），包括英夫利昔单抗（IFX）、阿达木单抗（adalimumab）、赛妥珠单抗（certolizumab）和那他珠单抗（natalizumab），其中，IFX应用的时间最长。

目前上市的几种抗肿瘤坏死因子抗体在安全性方面没有显著差异。主要的不良反应包括感染、抗体形成、输液反应、神经系统症状及肿瘤等。抗肿瘤坏死因子在抗体治疗期间导致的肿瘤发生率虽然非常低，但是若有肿瘤发生迹象（如体重明显减轻、乏力、厌食等），就要立即停药。还需注意皮肤及淋巴结检查，以防新近出现的皮肤癌及淋巴瘤。研究显示，抗肿瘤坏死因子抗体与硫唑嘌呤这一类的免疫抑制剂相比，副作用相对低。一般来说，使用抗肿瘤坏死因子在抗体治疗期间及停止后的1年内，应每6个月检查一次，往后长期随访，每年1次。

阿达木单抗与赛妥珠单抗由于自身的免疫源性及皮下注射的给药途径，在使用过程中极易发生注射部位反应，主要表现为局部轻中度红斑、瘙痒、刺痛或水肿。对于大多数注射部位反应，无须特殊处理即可缓解。若有必要，可尝试使用冰袋局部降温，外涂激素或更换注射部位。英夫利昔单抗为基因重组人鼠嵌合体，且其使用途径为静脉注射，故较易发生免疫介导的输液反应。约20%的患者会出现输液反应，约3%的患者因有与输液相关的反应而中断治疗。输液反应包括输液部位有烧灼感、发痒、红斑、疼痛等；少见呼吸短促、血压过低和喘鸣等严重输注反应。使用英夫利昔单抗的患者出现的大部分输液反应发生于二次输液之后，且两次输液间隔为1个月。急性输液反应通常发生于药物输注期间和停止的2h内，以头痛和关节炎为最主要的表现，胸闷、恶心、皮疹等症状也时有发生。迟发型输液反应多发生于给药后的3～14天内，表现为肌肉痛、关节痛、发热、皮肤发红、荨麻疹、瘙痒等。

接受抗肿瘤坏死因子抗体治疗时不建议与活疫苗同时使用。如有可能，推荐儿童克罗恩病患者在疫苗接种指导原则下接种完所有疫苗后再开始使用英夫利昔单抗。新的研究发现，接受英夫利昔单抗维持治疗的IBD患者对流感病毒疫苗血清学保护作用只有45%～80%，但是在英夫利昔单抗方案治疗中，疫苗接种时间不影响血清学保护作用的获得。接受英夫利昔单抗或硫唑嘌呤的IBD患者，对标准乙肝病毒疫苗的应答反应低。专家建议所有IBD患者在接受生物制剂治疗前应进行乙肝病毒筛选，如果检测到HBV复制，应在生物制剂治疗前予以抗病毒治疗。根据欧洲克罗恩病和溃疡性结肠炎组织关于阻止IBD患者发生机会感染的共识，在进行生物制剂治疗前应常规注射这些疫苗，包括流感疫苗、肺炎球菌疫苗、乙肝疫苗、水痘疫苗和HPV疫苗。

育龄期妇女在接受抗肿瘤坏死因子抗体治疗时，应采取避孕措施；虽然尚无证据表明英夫利昔单抗对孕妇和新生儿有不良影响，但仍建议孕妇和哺乳期妇女慎用。从理论上讲，英夫利昔单抗和阿达木单抗在孕晚期会以较高的浓度透过胎盘；而赛妥珠单抗不会透过胎盘。因此，在孕晚期有必要停用英夫利昔单抗和阿达木单抗，但没有必要停用赛妥珠单抗。2011年的伦敦共识指出，在妊娠的早中期权衡获益与风险比后，可酌情使用抗肿瘤坏死因子抗体，其中赛妥珠单抗被认为可作为补救疗法，在妊娠晚期疾病活动迫切需要使用抗肿瘤坏死因子抗体的患者也可使用。在抗肿瘤坏死因子抗体治疗期间给予母乳喂养被认为是安全的。在应用抗肿瘤坏死因子抗体治疗时要综合考虑利弊，在给患者缓解病痛的同时最大限度地减少不良反应的发生率。

在生物制剂维持治疗期间为什么会出现疗效下降?

在生物制剂维持治疗期间出现疗效下降,主要与IFX疗程中出现抗体有关。抗体的形成受给药剂量和给药间期的影响,在推荐剂量范围内高剂量使用时较低剂量使用时,抗体形成减少,间歇治疗的患者比规律性用药者更易产生抗体。因此,在给予抗肿瘤坏死因子进行抗体治疗时推荐维持治疗以减少抗体形成。在治疗期间,患者也需定期监测血清抗体来判断是否继续用药。在维持治疗期间,如体重增长较快,超过有效药物浓度时,需及时增加药物剂量。

如何服用益生菌?

益生菌(probiotic)制剂在溃疡性结肠炎活动期和缓解期的治疗中可能有益,但证明对克罗恩病患者有益的证据不足。益生菌治疗IBD可能是通过促进肠道微生物群平衡,改善肠道屏障功能,调节肠道黏膜免疫及营养物质代谢途径等进行。常见的益生菌包括双歧杆菌活菌制剂,整肠生(地衣芽孢杆菌活菌制剂),双歧三联活菌(长型双歧杆菌、嗜酸乳杆菌、粪链球菌复方制剂),金双歧(长型双歧杆菌、保加利亚乳杆菌和嗜热链球菌复方制剂),聚克(复合乳酸菌胶囊、含乳酸杆菌、嗜酸乳杆菌及乳酸链球菌),妈咪爱(粪链球菌、枯草芽孢杆菌联合制剂),美常安(枯草杆菌、屎肠球菌),适怡(酪酸梭菌、糖化菌、肠球菌三联活菌片),米雅(酪酸芽孢杆菌)。对于活菌制剂,避免与敏感的抗菌药同时吞服,应选择替代的益生菌制剂或错开用药时间。复合乳酸菌胶囊有独特的优势,它与青霉素类、头孢菌素类、大环内酯类、氨基糖苷类、四环素类、氟喹诺酮类等多种抗菌药合用时，并不影响其疗效。对于一些固体制剂（如酪酸梭菌活菌散），可用温开水或温牛奶冲服，但溶解时水温不得高于40℃，以免活菌失效。双歧三联活菌和金双歧需要保存于2℃~8℃环境中。

如何才能不忘记吃药?

坚持长期药物治疗对IBD患者来说是非常必要的，也是成功控制疾病和预防住院及再入院的一个主要因素。调查显示，有大约1/3的IBD患者的用药依从性存在问题。忘记、认为没有必要用药以及没有立即的明显获益就停止服药是造成依从性差的主要原因。而对于忘记服药的行为，国内外的做法通常是简

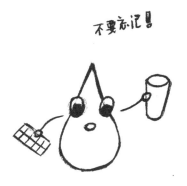

化用药方案，鼓励患者积极参与治疗决定，使用药盒提醒（见图4-1），实时自我报告（如短信、电子日记、片剂计数等），家人在IBD患者药物使用中进行监督；也可以采用其他形式，包括视觉提醒（如贴便签，放置药瓶在明显的位置）或听觉提醒（自动短信、闹铃等）。

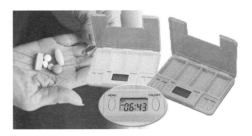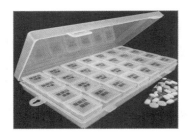

图4-1　电子药盒和普通药盒

（周　权　郑琼娜）

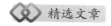精选文章

接受还是不接受

小 E

我是一名普通的克罗恩病患者，经历跟大部分病友相同又有些许的不同。很多人认为，IBD患者的心理无非就两种状态，接受与不接受。但我个人从生病到现在，心理的变化远远不止于接受或不接受。

在2009年，我刚步入15岁的时候，因便血到医院做了检查，检查结果为节段性肠炎。当时我并不知道这到底是一种怎样的疾病。在确诊之后，我心里觉得根本没什么，我跟正常人一样，只不过需要一直吃药罢了，这是我刚接触它时的想法。不接受生病的事实，不认识疾病带来的伤害，不去了解任何关于这病的信息。

虽然我接受了治疗，但好景不长，很快就因为治疗效果不好而改用了免疫抑制剂。这是一种控制病情的药物，但它也让我第一次感受到"我病了"。使用这类药物的时候，我的病情并未如治疗方案计划得那样得到了控制，反而因为药物的副作用，身体反应非常大。疾病的疼痛和药物的副作用，让我感觉到自己异常虚弱。在急诊医生的诊断下，我被送进了加护病房。

在住院期间，护士、医生们给了我很大的心理安慰，虽然自己知道情况很不好，但他们给了我正确的引导，使我不再有不好的心情和想法，同时自己也正视到自己已经生病了，不能

再像以前那样，对疾病不理不睬。我下定决心，一定要去了解克罗恩病，了解它到底是一种怎样的疾病，这也是我得病后，心理上发生的第一次变化。从得了病到正视自己是患者，在这个过程里我花费了将近一年的时间，可能很多人并不像我这样需要这么久的时间，有的人也许在确诊之时就明白自己是患者了。

2010年，我决定更深入地了解克罗恩病，看看身边还有没有同样的伙伴，于是我选择去找病友组织，通过QQ，我找到并加入了一个病友群。虽然初心只是想了解更多关于克罗恩病的知识，但慢慢地发现，其实我从中获得的更多的是心理上的安慰。在病友的帮助和药物的治疗下，我度过了一段无忧无虑、没有病痛的生活。

可没过多久，克罗恩病好像许久不见的老友似的，回到了我的身边，这次它不但回来了，还给我带了很多"礼物"（并发症）。由于这一次的复发，我决定换一家医院，听听其他医生的方案。新医生建议我使用生物制剂（英夫利昔单抗），在使用了几次之后，我的病情就得到了控制，同时并发症也得到了控制。但不幸的是，在使用了将近一年的时间后，我又开始出现肚子痛、腹泻等症状。并且我感觉到我的双脚越来越麻木，接下来的几天，麻痹的症状更是从脚趾开始蔓延到了膝盖。医生说，这是由药物引起的。听到这个消息，我无法接受，我是因为想控制病情才使用这个药的，结果药物却给我带来了别的问题，我将这一切不好的事都归罪于克罗恩病。

经过家人及医生长时间的开导后，我想通了，这些事是不可抗拒的，我再一次接受了这个事实。在接下来的几年里，因为治疗、手术和疾病的关系，我失去了学业，以及年轻人该享受的生活，但我也一次又一次地接受了克罗恩病给我带来的一切。

有人说从不接受到接受是一条从起点到终点的路，但我不以为然，我觉得接受与不接受更像是漫长路途中的白昼与黑夜，它们会消失，又会出现，我们不要总想着要去接受它，我们需要的是去认识它、了解它，要开朗乐观地去面对IBD带来的一切。

在家人、医生和病友的正确引导和支持下，我没有走上那条想不开的路。我想，IBD会继续给我带来让我不能接受的事，不管是在治疗上或是在疾病本身带来的生活上的问题，但我相信我一定会勇敢地面对这一切，因为有那么多人给我帮助。

第5章　肠内营养

　　肠内营养是指经胃肠道提供代谢需要的营养物质及其他各种营养素的营养支持方式，包括全肠内营养和部分肠内营养。对 IBD 尤其是克罗恩病，肠内营养常常有重要的临床价值。患者该选择哪种肠内营养方式？肠内营养制剂有哪些？如果鼻饲过程中出现问题，该怎么处理？将是本章要解答的内容。

为什么需要肠内营养?

　　IBD 患者普遍存在营养不良，其营养不良是多因素作用的结果。营养不良并不一定意味着体重减轻，因为当身体所需要的营养供应不足时就会发生营养不良。

　　营养不良不仅削弱患者的抗感染能力，影响手术切口和肠吻合口的愈合，延长患者的住院时间，增加手术并发症的发生率和患者的病死率，降低患者的生活质量；同时也是造成 IBD 儿童和青少年患者生长发育迟缓和停滞的主要原因。

　　IBD 营养支持不但能够改善患者的营养状况，提高其生活质量，减少手术并发症，还能够诱导和维持克罗恩病的缓解，促进黏膜愈合，改善自然病程。故将IBD的营养支持称为营养支持治疗更合适。

《炎症性肠病营养支持治疗专家共识（2013深圳）》强烈建议：只要肠道有功能，就应该使用肠道，即使部分肠道有功能，也应该使用这部分肠道。也就是说，营养支持治疗应该首选肠内营养。

需要说明的是，克罗恩病患者合并营养不良相对溃疡性结肠炎患者多见，疾病活动期合并营养不良较缓解期多见。除了在急性加重期或者术前，溃疡性结肠炎患者则很少需要营养支持，不推荐使用肠内营养诱导或维持溃疡性结肠炎缓解。

建议IBD患者常规进行营养风险筛查。有营养风险患者需要在医生、营养师、护士、药剂师等多学科专业人士组成的营养支持小组里进行营养状况评定，在营养支持期间再予以疗效评价。

肠内营养的适应证有哪些？

所有的IBD患者都需要肠内营养吗？答案是否定的，但以下几类患者有肠内营养的适应证。

（1）营养支持小组通过营养风险筛查出存在营养不良或有营养风险的患者。

（2）围手术期患者，包括克罗恩病和溃疡性结肠炎患者，有手术指征且合并营养不良或者有营养不良的风险时，推荐先进行营养支持治疗后再进行手术，有利于降低手术风险。

（3）对于儿童或青少年活动期克罗恩病诱导缓解，首选推荐肠内营养，推荐使用全肠内营养。全肠内营养对于儿童或青少年克罗恩病患者是一种更高效的诱导治疗选择，增加避免长期使用激素的可能性，并且不增加并发症（包括手术）和进一步使用生物制剂的需要。

（4）对生长发育迟缓或停滞的儿童，推荐使用肠内营养维持缓解，肠内营养的营养补充和抗炎作用的组合，可在短期内改善患儿的生长状况，全肠内营养可以通过减少激素使用来恢复患儿的生长发育。

（5）药物治疗无效或存在禁忌（比如激素无效、不耐受或者是骨质疏松）的成年人活动期克罗恩病患者，可考虑使用肠内营养作为诱导缓解的替代治疗。肠内营养能诱导成年人的克罗恩病缓解，但成年人的依从性相对较差，肠内营养的疗效不如激素，故对于克罗恩病成年患者主要还是采用营养支持和辅助治疗方案。

肠内营养和肠外营养，该怎么选择？

也许有人会说："我不能耐受肠内营养，还是静脉输注营养液吧！"所谓静脉输注营养液就是肠外营养（parenteral nutrition, PN）。肠外营养是经静脉途径供应患者所需要的营养要素，包括热量（碳水化合物、脂肪乳剂），必需和非必需氨基酸，维生素，电解质及微量元素。全部营养从肠外供给为全胃肠外营养（total parenteral nutrition, TPN）。

长时间使用肠外营养容易引起并发症，主要相关的是代谢紊乱、肝衰竭、胆汁淤积、中心导管感染和血栓形成。

不支持IBD患者常规使用肠外营养。通常来说，肠内营养效果优于肠外营养，但当患者对肠内营养存在以下一个或多个禁忌（如肠梗阻、严重休克、肠道缺血、高流量瘘、肠道严重出血等）时，应该选择肠外营养，直到肠道功能恢复。

患者使用肠内营养无法达到目标量（总能量需求的60％）时，推荐肠内营养联合肠外营养。选择肠内营养和肠外营养时要根据实际情况来定，遵医嘱使用，切勿盲目使用。

什么是全肠内营养？

根据摄入量占营养需求总量的比例，肠内营养分为全肠内营养（exclusive enteral nutrition，EEN）和部分肠内营养（partial enteral nutrition，PEN）。全肠内营养是指营养完全通过肠内营养获得，不摄入普通饮食。部分肠内营养指在进食的同时补充肠内营养。

以纠正营养不良为目的时，可以选用全肠内营养，也可以选择部分肠内营养，部分肠内营养添加量应根据患者的营养状况和耐受情况决定。

全肠内营养是在生物制剂时代对儿童克罗恩病展开的一线治疗方法。在儿科研究中，肠内营养和激素在诱导缓解方面同样有效，并且在改善营养状况和恢复生长发育方面比激素发挥的作用更好，不良反应的发生率也非常低。

来自成年人的数据较薄弱，大多主张采用糖皮质激素或生物制剂作为诱导克罗恩病缓解的一线治疗，除非存在禁忌或者药物无效。但由于患者因素或者疾病的特点，某些急性克罗恩病患者仍然会选用全肠内营养作为诱导缓解的一线治疗方法。

用于诱导活动期克罗恩病缓解时，推荐使用全肠内营养，全肠内营养诱导缓解率高于部分肠内营养。儿童和青少年患者的推荐疗程是6～12周，成年人的推荐疗程是4～6周。

使用肠内营养维持克罗恩病缓解时，可以采用全肠内营养或部分肠内营养，部分肠内营养的推荐量是每日总能量需求的50%以上。成年患者的病程普遍较长，与儿童相比其病情更难缓解，而且在全肠内营养依从性方面，克罗恩病成年患者弱于其儿童患者，常达不到维持缓解的作用。因此，治疗仍需加用其他药物以维持缓解。

与未接受全肠内营养治疗的克罗恩病患者相比，在手术前接受全肠内营养疗法的患者会减少手术并发症的发生率和再手术的风险，延长不使用免疫抑制剂的时间。

该选用哪种营养制剂？

肠内营养制剂按氮源可分为整蛋白型、短肽型和氨基酸型，也可分为要素膳、半要素膳和多聚膳。要素膳的营养成分是简单形式的营养元素（如氨基酸、脂肪酸、单一糖类、维生素及矿物质等）。要素膳是不需要经过消化或稍经消化就可被直接吸收的无渣膳食。

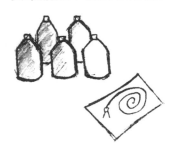

多聚膳由整蛋白提供氮源，淀粉水解产物提供糖类，中链脂肪酸提供脂肪，适用于消化吸收功能基本正常的患者。患者在治疗中应根据个体化原则和患者的耐受程度选择合适的制剂。

一项meta分析显示，整蛋白、短肽或氨基酸型配方的肠内营养制剂治疗克罗恩病患者的效果无明显差异，但因不同患者对肠内营养制剂的耐受性不同，故还需结合个体病情和耐受情况选择合适的制剂。表5-1为常见肠内营养制剂的营养组成。表5-2为常见肠内营养制剂配方的优点与不足。

表5-1 常见肠内营养制剂的营养组成

内容	类型								
	整蛋白型						短肽型	氨基酸型	
	能全力(500mL)	瑞先(500mL)	瑞素(500mL)	瑞能(200mL)	瑞代(500mL)	安素(400g)	百普力(500mL)	维沃(80.4g)	
能量密度(kcal/mL)	1.5	1.5	1.0	1.3	1.0	1.0(55.8g/250mL)	1.0	1.0(80.4g/300mL)	
NPC:N	133:1	167:1	184:1	139:1	165:1	174:1	172.4:1	138:1	
P:F:C	16:35:49	15:35:50	15:30:55	18:50:32	15:32:53	14:32:54	16:9:75	15:3:82	
蛋白质(g)	30	28	19	11.7	17	63.6	20(水解乳清蛋白)	14.2(结晶氨基酸)	
碳水化合物(g)	92.5	94	69	20.8	60	242.8	88	63	
脂肪(g)	29.5	29	17	14.4	16	63.6	8.5	0.51	
纤维素(g)	7.5	10	0	2.6	7.5	0	0	0	
ω-3脂肪酸(g)	1.53	0	0	0.6	0	0	0	0	
渗透压(mOsm/L)	300	320	250	330	320	320	470	610	

注：NPC：N＝非蛋白质能量：氮，P＝蛋白质，F＝脂肪，C＝碳水化合物。

表5-2　常见肠内营养制剂配方的优点与不足

氮源	肠内营养制剂	优点	不足
整蛋白型	能全力（500mL）	适用于限水及对能量和蛋白质需求高的患者 可用于糖尿病患者 可适用于1岁以上患者 含有较高ω-3脂肪酸，可减轻机体炎症	不适合需要低渣饮食的患者 治疗期间需检测液体平衡 不适用于1～5岁儿童的单一营养来源
	瑞先（500mL）	适用于限水及对能量和蛋白质需求高的患者 纤维素配方，有利于肠道结构和功能的维护，适合长期适用	不适合需要低渣饮食的患者 治疗期间需监测液体平衡 主要适用于成年患者，较少有儿童应用的临床经验
	瑞素（500mL）	不含膳食纤维，可用于严重的胃肠道狭窄、肠瘘、肠镜前备肠患者	不适用于对能量和蛋白质需求高的患者 只有不能进食膳食纤维的患者才可以长期适用 主要适用于成年患者，较少有儿童应用的临床经验
	安素（400g）	日费用低 4岁以上患者可适用 固体剂型，便于保存，打开后在室温下可存放3周，而其他制剂打开后在冷藏中只能存放24h低渣型配方	需要冲泡
	瑞能（200mL）	属于特殊的免疫性营养制剂，适合肿瘤患者或对ω-3脂肪酸需求增加的患者	常规用于重症病房 主要适用于成年患者，较少有儿童应用的临床经验 是一种特殊的疾病配方，使用有适应证限制
	瑞代（500mL）	特殊的糖尿病配方，可以降低糖尿病和糖不耐受患者的糖负荷。富含膳食纤维，可以帮助维持胃肠道功能	是一种特殊的疾病配方，使用有适应证限制 主要应用于成年患者，较少有儿童应用的临床经验

氮源	肠内营养制剂	优点	不足
短肽型	百普力（500mL）	适用于营养不良患者的手术前喂养、肠道准备、危重疾病、代谢性胃肠道功能障碍 多肽成分易于被肠刷状缘上的酶水解、吸收 可用于糖尿病患者 可适用于1岁以上患者	相对于整蛋白型配方，本品对于胃肠道正常或者基本正常的患者来说不实惠 不能作为1～5岁儿童的单一营养来源
氨基酸型	维沃（80.4g）	氨基酸型配方可以直接经肠黏膜吸收。适用于严重代谢性疾病和胃肠道功能紊乱的患者 粉末状固体剂型，便于存放 属于无残渣配方	属于日花费最高的肠内营养制剂 相对于整蛋白型和短肽型配方，本品渗透压较高，理论上较易发生渗透性腹泻 不适用于10岁以下患者

如何选择肠内营养的途径？

　　肠内营养有口服和管饲两种途径。口服补充是IBD患者营养干预的第一步，但通常作为正常饮食外的小部分补充。口服补充对胃肠道功能的要求较高，但患者的耐受量有限，口服依从性较管饲差。口服补充肠内营养超过600kcal/d时，建议行管饲。管饲途径包括鼻胃管、鼻肠管、经皮内镜下胃造口和手术胃造口等。但应结合鼻饲的时间长短、是否存在胃排空障碍、幽门梗阻等实际情况选择合适的管饲途径。

如何掌握插管技能？

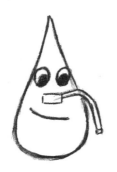

病情相对稳定但需要长期营养支持治疗的IBD患者，可以在营养支持小组的指导下在家中插管。家庭肠内营养从20世纪80年代开始在美国兴起，并迅速发展起来。家庭肠内营养是医院肠内营养的延续。患者需要在出院前接受相关的培训，在医护人员的监督下熟练掌握实际操作方法，同时建立与医生及小组成员的联系。鼻胃管操作简单，适用于大多数的患者，是比较常用的管饲途径。下面具体介绍如何掌握自插胃管这项特殊的技能。

（1）插管前准备。

图5-1　自插胃管视频二维码

①首先观看自插胃管的视频，请扫描图5-1。确认自身心理状态适合插管，使自己处于身心放松的状态。如果您对插管存在恐惧心理，可以与有插管操作经验的病友进行交流。

②检查自身生理状况是否适合插管。

检查鼻部是否通气，可以用手指堵住单侧鼻孔进行通气，选择状态较好的一侧鼻腔进行插管。在他人的帮助下，检查鼻腔内是否有鼻部息肉、鼻部黏膜充血或鼻部水肿等情况。若存在以上情况，则不宜进行插管。

③用物准备：毛巾，手套，胃管，棉签，纱布，液状石蜡，胶布，注射器，治疗碗，温水。

（2）插管的操作过程。

①插管者洗手，选择坐位或半坐位，垫毛巾于颌下。

②用温水沾湿棉签，用湿棉签清洁并湿润插管侧的鼻腔。

③打开胃管包装，保证胃管外包装完整无破损，且在有效期内。

④测量胃管置入深度的方法有两种：一是测量从前额发际至胸骨剑突的距离；二是测量由鼻尖至耳垂，再至剑突的距离。方法一和方法二测量的结果为45～55cm（成年人），在此基础上加10cm，就是此次的插管深度，在插管深度处做适当的标记。

⑤使用液状石蜡润湿过的纱布润滑胃管前端（院外无液状石蜡时，可选择温水润滑）。

⑥缓慢插管，当距管前端10～15cm处时，会遇到阻力（即有明显的排斥感觉），若出现不适或反应强烈的情况，建议暂停插管，观察情况是否缓解，选择继续插入或终止插入。

⑦当遇到口咽狭窄处（即有明显的排斥感觉）时，将下颌部抵住胸口，防止胃管误入气道，送管时行吞咽动作，有如喝水或吃面条时的吞咽感，边吞咽边缓慢送入至测量长度。送管过程中若出现不适，请立即停止；若不适未有缓解，则终止插管操作。

（小技巧建议：可在插入胃管15cm左右后，口腔内含一口温水，边小口吞服温水边送管。温水不仅利于吞咽，而且可润滑管道，从而利于送管。）

⑧插入标记长度后，检测胃管是否在胃内：行院外插管时建议选择回抽胃液的方法，连接注射器于胃管末端回抽，抽出胃液10mL及以上时可证实在胃内。插入到标记深度但抽吸不出胃液时，需至医院行X线检查，证实胃管在胃内后方可使用。

⑨固定胃管，可选择工字型胶布固定法，具体方法见图5-2，胃管鼻外部分可在面颊部或耳后进行二次固定。

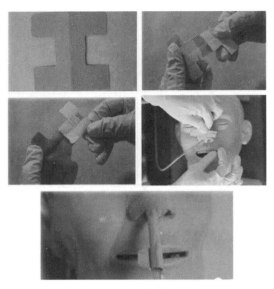

图5-2　工字型胶布固定法

怎样预防堵管？

保证喂养管的通畅是成功实施肠内营养的重要环节。在管饲的实施过程中，发现肠内营养制剂输注变慢或无法输注时，我们首先需排查管道是否堵塞。

造成管道堵塞的原因很多，与管道相关的原因有管道外露段扭曲折叠、肠内段反折、喂养管内径小；与营养制剂及药物相关的原因是营养液黏稠、膳食残渣凝固、胃管内喂药；营养制剂输入速度过慢、未按时冲管等。

如何避免胃管堵塞？做好预防工作更为重要。

（1）任何体位都不要使胃管处于扭曲打折的状态，注意妥善固定，保持通畅。

（2）建议输注速度由慢到快，维持速度＞50mL/h。

（3）建议采取持续泵注的方法进行管饲，与间断输注相比，持续泵注能够提高胃肠道的耐受性，改善吸收能力，增加输注量，减少肠内营养并发症。

（4）及时有效冲管，采用脉冲式冲管，用20mL或30mL温开水冲管，边冲边停顿，使液体在管腔内形成旋涡，防止食物和药物微粒沉积在管腔。宜每2～4小时用温开水冲洗管道，预防堵管，在鼻饲前后，均需推注温开水来冲洗胃管。

（5）必须使用药物时，应争取另选途径或使用液体形式，对于固体药物要先碾碎，待其完全溶解后注入。由于一些药物之间存在相互作用，用药时需注意药物的配伍禁忌。每次最好只灌注一种药物，并与营养制剂分开注入。

（6）对于不同类型的肠内营养液，建议不要混合使用。如整蛋白型的肠内营养液和短肽型的肠内营养液因各自的pH值不同，两类制剂混合会产生絮状或者块状沉淀物。

出现了腹泻，怎么办？

腹泻是肠内营养的常见并发症之一，多项临床研究发现在肠内营养中成年住院患者的腹泻发生率在5％～70％。肠内营养初期是腹泻的好发时间，胃肠道易激惹（禁食时间越久，肠内黏膜越会萎缩增加，导致腹泻）。肠内营养引起的常见的腹泻原因为感染性腹泻、疾病相关性腹泻、药物相关性腹泻和其他因素。

感染性腹泻的原因包括鼻胃管污染、鼻饲泵管污染、营养制剂污染。在操作前洗手，在操作过程中注意保持无菌，根据要求更换鼻胃管、鼻饲器、鼻饲泵管每24小时更换一次，喂养前后冲洗导管。同时，做好口腔护理，保持口腔清洁，减少细菌繁殖。营养制剂开启后24h内使用完毕，防止细菌污染，若暂不输注，则需将其置于冰箱内保存。

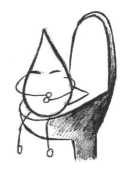

患者存在低蛋白血症、肠黏膜水肿、乳糖不耐受、短肠综合征等时，腹泻的发生率高。对于存在低蛋白血症的患者，应及时纠正其低蛋白含量；乳糖不耐受患者可以使用不含乳糖的肠内营养制剂，建议短肠综合征的患者使用短肽类营养制剂。

药物相关性腹泻主要是由滥用抗生素和不耐受高渗的肠内营养制剂引起。滥用抗生素可改变肠道内正常菌群的分布，抑制正常菌群对病原微生物的抵抗力，造成细菌易位，患者的抵抗力下降，针对滥用抗生素引起的腹泻应根据患者的药敏结果选用抗生素。高渗的肠内营养制剂进入小肠后导致大量电解质和水进入肠腔，同样会造成腹泻，患者应在医护人员的指导下选择合适的肠内营养制剂。

除了上述原因外，营养液温度过高会导致胃肠道黏膜受损，温度过低则刺激胃肠道从而引起肠道痉挛，可引起腹泻。一般将营养液温度保持在37～40℃，以防止发生腹泻。鼻饲速度过快，短时间内使大量营养液进入肠道，也可导致腹泻。肠内营养制剂的输注应遵循从少到多、由慢到快、由稀到浓的原则。

肠内营养导致腹泻的原因多样，患者在家庭肠内营养过程中如果出现腹泻，应观察粪便颜色、形状和量，做好记录，及时向营养支持小组反馈，迅速查找原因并进行处理。如果出现皮肤、口唇干燥，尿量减少，血压下降等脱水现象，那应立即就医。

如何预防误吸？

误吸是肠内营养最严重的并发症，会导致吸入性肺炎，甚至危及生命。

早期识别误吸是关键。明显的误吸常表现为呕吐、剧烈咳嗽后憋喘、呼吸加快、发热、发绀等。对于微量误吸，观察有无咳嗽及痰液性状，如果痰液中含有肠内营养制剂，则表示有误吸。一旦发生误吸，即刻停止鼻饲，保持呼吸道通畅，取右侧卧位，呼叫家属，及时就医处理。

造成误吸的主要原因是插管时误入气管，胃管未确定在胃内即行管饲，鼻饲管移位，体位不当，肠内营养制剂反流，胃排空迟缓等。

对于最严重的并发症，预防重于补救。

（1）常规评估误吸风险。有高误吸风险的患者实施其他途径的肠内营养。

（2）置管时，应严密观察置管者的反应，如果有呛咳等反应，则立即拔出胃管。

（3）确保胃管位置正确。研究表明：插入深度为60～70cm的患者的误吸率较常规插入45～55cm的患者的明显降低。胃管的直径越粗，对食管下段括约肌扩张开放作用越大，越容易发生误吸。鼻饲前均需检查胃管的位置，在插入深度处做明显的标记，美国重症监护护理学会推荐每4小时检查一次胃管的深度，有助于及时发现胃管移位。

（4）取合适的体位。体位是预防误吸的关键，床头角度大于30°的半卧位是减少制剂反流的最佳体位。此体位可借重力作用，加速胃的排空，减少胃内容物从扩张的胃向食管反流，还可使口咽部的分泌物向咽部聚集，以刺激吞咽，减少口咽部感染的机会。鼻饲后保持该体位30～60min，以防止因体位过低导致胃内容物反流。

（5）正确拔管，在拔除鼻胃管前，用清水注射胃管，达到清洗的效果，然后深吸一口气，在呼气的时候拔除胃管，避免胃内残留物误入气管而引起呛咳。

肠内营养的其他并发症有哪些？

除了引起腹泻、误吸、管道堵塞并发症外，还会造成其他并发症。

（1）鼻咽部及食管黏膜损伤。鼻咽部及食管黏膜损伤常由管道放置时间过长、管道粗且材质过硬、管道压迫太紧所致。建议改置较细、质软的胃管，管饲时间超过4周时建议改用胃造口或空肠造口方式，经常检查局部，定期更换胶布，更换胶布时应调整胃管的角度，避免压迫。

（2）管道移位或者脱管。置入胃管后，患者活动、胃肠蠕动、长期喂养及管道固定不牢固等原因会造成管道移位甚至脱管。因此，应注意监测，做好相应的标记，及时发现管道移位，避免严重并发症。

（3）胃肠道并发症。除了腹泻外，患者还会出现恶心、呕吐等胃肠道症状，主要原因是由营养液、高渗透压导致的胃潴留、输注速度过快、乳糖不耐受、营养液脂肪含量过高。喂养后2h，胃内残余量大于150mL，即可考虑胃潴留。胃潴留容易发生在有胃排空障碍的患者身上，必要时给予胃肠动力药。如果出现恶心或呕吐，应观察患者的口腔、鼻腔分泌物，区分是正常分泌物还是胃肠分泌物，如果是后者，应暂停输注，并严密观察，及时清除。同时，调整体位，抬高床头，抽吸残余量。

在肠内营养期间，我能进食吗？

建议患者在全肠内营养期间不摄入任何食物。疾病临床缓解之后，患者在进行部分肠内营养时可以在医护人员指导下进食。建议使用部分肠内营养的管饲患者在进食后口服适量温水，以起到冲刷管道的作用，避免食物残渣黏附管道表面及出口。

（郑晶晶）

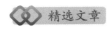

精选文章

所有的坚强，都是柔软生出的茧

莫妮卡

"阿姨，你鼻子上的是什么？"

"是我的饭。"

"阿姨，你不吃东西的话不饿、不馋吗？"

"不，阿姨是超人，是不用吃东西的。"

和小侄子的对话总是会让人忘记所有的不愉快。

第一次知道克罗恩病是通过一档医学健康类的电视节目，从未想过自己也会行此"大运"。一直以来都知道自己的肠胃不佳，每次和朋友聚餐吃火锅或者烤肉，总是局还没结束就开始跑厕所，还总笑称：看，我吃了就排了，不会胖。

克罗恩病像隐形的杀手，一点点吞噬着体内的养分，慢慢使我变得越来越瘦，慢慢地，除了腹泻，腹痛也开始降临。

从2015年下半年开始，频繁的腹痛，折磨着自己，也折磨着父母。在课堂上，曾痛到无法站立，只得稍作休息，然后继续授课；或趁着学生练习的空隙，歇一歇。那段岁月，难熬。

2016的春节，我依旧忍受着腹痛、腹泻。因为调皮的肚子时不时会痛，我甚至一度怀疑自己可能倒下了就再也站不起来。凌晨时，经常会因为腹痛爬起来去卫生间，夜夜如此，却因为怕父母担心而不敢多言。对于这些，一直羞于启齿，未能参加好友的婚礼，还被朋友责怪，幸而，朋友最后懂得，虽然理解来得晚，但终归未过期。随着我的情况越来越严重，家人开始着急，寻过"神医"，问过偏方，状况依旧。为了诊出病因，从未出过远门的妈妈陪着我踏上了外出寻医的道路。我们开始与医院结缘，四处奔波，就诊卡一张接着一张，发票一打接着一打。

在医生的建议下，疼怕了的自己开始不再放纵吃喝，只食白粥、小菜。腹痛这个魔鬼终于不再频繁光顾，而我依旧消瘦。最低的 BMI 是 12.5，曾经的所有衣物，穿在身上都像是戏服，滑稽。幸运的是，辗转几站，遇到良医，我慢慢放下了最开始的恐惧。由于药物控制不佳，CRP 暴涨至 56，在医生的建议下，我开始做鼻饲。对于插管子，内心的恐惧不亚于赤脚过火焰山，虽然病友群里的病友对此轻描淡写，然而自己依旧充满了恐惧，除了怕身体的疼痛，也怕那一根管子会毁掉青春年代对美的追求。但看着炎症指标，想着可能会有的恶劣后果，咬牙跺脚后，终于下定决心做鼻饲。在医生朋友的帮助下，我开始使用鼻胃管补充肠内营养。从开始的不适应，鼻腔喉咙的疼痛让我整天都不能开口说话，对话全凭手机打字传达，到后来跟着视频学习，自己插管熟练自如，所有的事情都在证明，战胜内心的恐惧，一切都不可怕。鼻饲的益处显而易见，身体的营养状况改善良多，炎症指标也在日渐好转。父母欣慰了，父亲终于不再无奈又怜悯地唉声叹气。有了效果，坚持就变得容易。克罗恩病患者真的可以说是超人，我们可以忍受美食的诱惑，坦然地与别人谈天说地，笑着说"很好"。而这里的"很好"并不是说真的有多好，而是看淡一切后的淡定与从容。

　　鼻饲的日子漫长却不无聊，除了不能吃东西，生活没有任何影响。而生活，不只美食，更有美文、美景。同往常一样，在旁人看来，我勇敢且乐观，但唯有自己知道，这既然是生命中无法改变之伤，也唯有坦然接受。所有的坚强，其实都是柔软生出的茧。哀怨的情绪于疾病没有任何好处，反而会加重病情。笑为万病之良药。

　　回想2016年，医院是我最常去的地方，从老家的小医院到南京、苏州、合肥、杭州各地的三甲医院，查过癌症、系统性红斑狼疮等可能会患的病，最终被确诊为克罗恩病。曾经一个人在医院走廊加床住院，一个人半夜爬起来喝清肠药，一个人坐夜间火车去医院，一个人凌晨在医院门口排队抢号，一个人提着重量是自己体重1/3的药物……克罗恩病，让我变得更坚强，我们负重前行。往小处想，其实，它只是肠炎罢了。与它同行，如影随形地提醒着我们关注健康。

Part 3　困　惑

第6章 手 术

　　当医生建议患者可以考虑做手术时，患者是否会问："为什么要做手术？"患者可能认为是疾病恶化了才需要手术，因此，担心、害怕、顾虑接踵而来。其实要知道，IBD虽然以内科治疗为主，但外科手术也是该病治疗过程中的重要部分。一组国外数据显示，近70%的克罗恩病患者及约30%的溃疡性结肠炎患者最终需要接受手术治疗，其手术的目的是为了解除并发症，使患者更好地接受内科治疗，提高生活质量。因此，患者要放松心情，与医生进行充分沟通，了解手术方式、手术风险和常见的并发症，做好心理和生理的准备。在手术环节上，患者的配合对术后恢复非常重要，本章主要帮助患者了解一些关于手术的问题、术前准备的内容及术后康复的注意事项等。要做手术了，我们准备好了吗？

为什么要做手术？

　　我们需要了解为什么要接受手术，什么样的情况下必须要做手术？一般来说，出现急性并发症、慢性并发症及内科治疗失败是炎症性肠病的三大手术适应证。也就是说，患者接受药物治疗的效果不佳或者药物的副作用严重，其生活质量受到严重影响时就需要

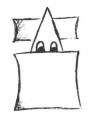

考虑手术了。另外，当慢性炎症反复发作，发展为慢性肠梗阻、慢性瘘管、脓肿形成、癌变时，就应该限期做手术了；如果出现消化道大出血、肠穿孔、中毒性结肠炎/巨结肠进而危及生命时，就应该做急诊手术。

手术可以根治吗？

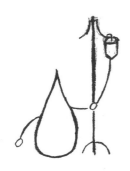

IBD 包括克罗恩病和溃疡性结肠炎两种，两者在内科治疗方案上没有多大不同，但在外科手术治疗上是有很大差异的。这种差异取决于它们在肠道的病变部位、病理改变和病程演变上的诸多不同。因此，其手术目的、切除病变肠段范围及手术治疗效果也不同。

溃疡性结肠炎发生在大肠（直肠和结肠），病变呈连续性，通过手术切除全部大肠可以达到治愈目的。溃疡性结肠炎目前的主要推荐手术方式为全结肠直肠切除加回肠储袋肛管吻合术（ileal pouch-anal anastomosis, IPAA）。方法是切除全部大肠后，对折末端回肠，并做一个约15～20cm长的袋子，然后将袋子与肛门接起来，这样既切除了病灶又保留了肛门（见图6-1）。一般情况下，IPAA 要分2～3次进行才能完成。目前，大多数（>90%）医生选择行二期 IPAA，即先一期行全结肠直肠切除、回肠储袋肛管吻合加保护性回肠造口术，然后过一段时间再行二期手术，将造口还纳。在下列情况时应选择三期 IPAA：①急诊重度溃疡性结肠炎；②术前应用的泼尼松用量>20mg/d，或者术前使用激素的时间>6周；③可疑克罗恩病；④重度营养不良。三期 IPAA 是先一期行全结肠切除保留部分直肠，回肠造口；再二期行切除保留的直肠，回肠储袋肛管吻合加保护性回肠造口；最后，三期行造口还纳。那么，有人问既然手术可以治愈疾病，为什么不在早期采取手术呢？要知道手术切除是一种不可逆的损害，手术本身有很多风险，术后远期同样存在营养障碍问题，还伴有与IPAA相关的并发症，如吻合口瘘、盆腔感染和吻合口狭窄等，远期还存在储袋炎、封套炎、骨盆神经损伤、排便失禁、性功能障碍及不孕不育等。因此，一般不轻言"手术"。

克罗恩病累及口腔到肛门的整个消化道，病变多呈节段性、多部位发生。手术只是切除病变严重的肠段，而要求尽可能多地保留肉眼所见的正常肠段，以达到治疗并发症、解除症状、改善生活质量的目的，因此，无法通过手术得到治愈。根据不同的病情，可相应采用小肠或结肠肠段切除术、小肠狭窄成形术、结直

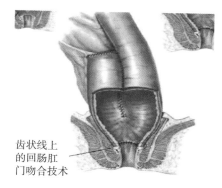

齿状线上的回肠肛门吻合技术

图6-1　全结肠直肠切除加回肠储袋肛管吻合术：图片来源于《奈特消化系统疾病彩色图谱》

肠切除回肠肛管吻合术、结直肠切除加回肠造口术、单纯回肠造口术等手术方式。克罗恩病在肠切除术后有较高的复发率，文献报道术后5年和10年该病的复发率分别高达28%～45%和36%～61%，约45%的患者最终可能需要二次手术。因此，预防术后复发是很重要的，患者术后仍需要通过药物进行维持治疗。

手术相关风险及并发症有哪些?

营养不良、合并感染、大量激素和免疫制剂的使用以及疾病处于活动期等因素,大大增加了手术的风险和并发症发生的概率。国外研究报道:克罗恩病并发症的发生率控制在10%,这已经是十分令人满意的结果,再次手术后,并发症的发生率可达38%。国内报道:克罗恩病在充分准备下的择期手术并发症的发生率也达9.3%。手术后早期常见的并发症有出血,感染(切口、肺部、泌尿道),肠梗阻,腹泻,造口相关并发症和腹腔内感染性并发症(腹腔脓肿、吻合口瘘、肠外瘘及内漏瘘)等;远期并发症有吻合口瘘并发腹腔脓肿或瘘管形成、吻合口狭窄等。克罗恩病还存在术后复发、癌变的可能。溃疡性结肠炎的IPAA术式相关并发症(如储袋炎、封套炎)最为常见,还有骨盆神经损伤、排便失禁、性功能障碍、不孕不育等。

什么是合适的手术时机?

尽管手术存在风险,但是我们还是要勇敢面对。选择合适的手术时机是非常关键的,这对患者的治疗效果至关重要。急诊手术的并发症的发生率远高于择期、限期手术。因此,尽量选择在病情缓解期进行择期手术,以减少手术风险。但当肠道炎症导致消化道大出血、肠穿孔、中毒性结肠炎/巨结肠而危及生命时,应果断地、尽快地进行手术,以保证生命安全。

择期和限期手术的优势在于有充分的时间做好术前准备,比如改善营养状况，控制感染，诱导疾病缓解，撤减激素，调整用药等。术后腹腔感染性并发症是克罗恩病最常见的并发症，发生率为5%～20%，是手术失败或术后短期内再行手术的主要原因。因此，术前控制感染并强化营养支持是非常重要的，对尚未形成腹腔脓肿的，应积极应用抗生素使感染消退或局限；对已形成脓肿灶的，在药物控制感染的同时，应及早进行引流，在感染控制后再进行手术。术前使用糖皮质激素会增加手术并发症，近期有手术可能的患者应避免使用此类激素药物；对于已经使用激素者，建议逐步减少或停用激素后再行手术。目前，术前使用的英夫利昔单抗对手术是否安全还没有定论。国内外的研究表明，使用硫嘌呤类免疫抑制剂并不会增加手术并发症，术前无须停用。

IBD究竟需要在何时进行外科手术，是相对复杂的问题。因此，需要内、外科医生和患者及其家属充分沟通后决定，同时建议到有经验的大型医疗机构接受手术。总之，既要避免过于积极、频繁的手术，又要避免犹豫不决而错过最佳的手术时机，最后在病情极度恶化的情况下进行手术，会增加手术风险。

手术前，需要做哪些准备？

患者要和IBD专科医生进行充分沟通，了解手术的必要性、手术时机、手术方式、术前准备工作、并发症及预后等，有充分的心理准备。IBD择期手术的准备时间相对较长，主要因为需要调整正在使用的药物，尤其是针对使用激素的患者，同时还要改善营养状况、处理感染等。期间，患者要调节好情绪，安排好工作和生活，保证充足的休息与睡眠，戒烟，预防感冒，加强营养支持等。之后和外科医生预约手术日期，女患者避开月经期。入院后完成一些常规检查，配合医生评估手术的耐受性，根据病情接受输血、补液等。为减少术后并发症和不适，护士会指导患者训练深呼吸、有效咳嗽的方法，训练床上大小便，讲解术后早期活动方法和活动目标。术前1日，需要备血，做药物过敏试验，进行手术和麻醉知情同意谈话。手术前晚，按医嘱使用肠道清洁剂，禁食，禁饮。手术当天，需要做手术区域的皮肤准备，更换手术衣裤，取下假牙、隐形眼镜和首饰等，必要时留置胃管和导尿管。如果有发热、月经来潮，那么请及时通知医护人员。

手术前后，饮食需要注意什么？

IBD患者多伴有贫血和营养不良，营养不良是引发术后多种并发症的危险因素，纠正营养不良能够降低术后相关并发症的发生率，因此，术前改善营养很重要。营养支持治疗的途径一般分为肠内营养和肠外营养。在患者耐受的情况下，首选单一肠内营养，其优点除提供足够的营养物质、维护肠黏膜功能外，还有控制急性期症状、诱导疾病活动期缓解和帮助撤减激素的作用，达到术前优化处理的目的。文献推荐术前肠内营养支持需要1个月以上，成年人约为4～6周，儿童约为6～12周。不完全肠梗阻或肠内营养不能供应日总能量需要的60%时，不足部分通过肠外营养（即静脉输液方式)补充。合并完全性肠梗阻或肠外瘘的患者，应禁食，通过静脉补充每日所需的能量。

手术后，医护人员经常会问："肛门有没有排便、排气（放屁)?"或观察造口袋内有无气体和粪便排出。原因是什么呢？这要从胃肠蠕动功能说起。腹部手术后，胃肠功能受到抑制，胃肠蠕动减弱或消失，通俗说就是"肠子不动了"，那肛门排气、排便就暂时停止了。随着手术应激反应的消退，胃肠道逐渐恢复功能，当患者说"放屁了""肠子通气了"，或者看到造口袋内有气体和粪便排出，说明胃肠道蠕动功能恢复，这是患者自我检测肠蠕动功能是否恢复的一种最简单的方法。一般来说，这需要1～3天，但是没有肛门排气，也不代表肠功能没有恢复，医生会听肠鸣音，询问患者有无腹胀、腹痛来判断肠功能的恢复程度。肛门排气、排便对于患者和医生来讲真是好消息，接下来医生会考虑拔除胃管，给患者进食或进行肠内营养。有些患者在排气前，会感觉腹部一阵阵绞痛，此时请及时告知医护人员。但这种排气前的"前奏曲"，无须特别处理，不必过分紧张。

一般来说，医生会根据手术情况，指导患者术后24h内少量饮水，通过水对胃肠道的刺激，反射性地引起胃肠道的运动和分泌，促进胃排空和肠蠕动的恢复。当肠鸣音恢复或饮水耐受时，可以进食流质，首选全肠内营养制剂。进食后如有腹痛、腹胀、恶心呕吐，应及时通知医护人员，暂停进食。术后早期，肠内营养能促进吻合口愈合，维持肠道的正常生理功能，全肠内营养制剂还能延长术后克罗恩病的缓解期，降低复发率。鉴于炎症性肠病患者饮食要求的特殊性，术后仍应听从医生的建议，根据病情逐步恢复到半流食、软食和普食。

手术后是静养好还是活动好？

用"生命在于运动"这句话鼓励患者术后早期活动真是再适合

不过了。早期活动有很多好处：有利于增加肺活量，减少肺部并发症；改善血液循环，促进伤口愈合；防止下肢深静脉栓塞形成；促进肠蠕动恢复，防止腹胀；有利于膀胱收缩，避免尿潴留；预防压疮发生；有很好的情绪调节作用。想象一下，要是患者术后1～2天内就能下地行走，可以自己如厕、洗漱、修饰衣着，那该有多好。

在患者手术麻醉清醒后就可以将床头摇高30°左右，呈半卧位，患者可以在床上做深呼吸、翻身、活动四肢。在医生评估没有活动禁忌证并镇痛良好的情况下，术后24h内患者即可试行下床活动，先沿床而坐，再站立床旁，然后在室内行走或到室外行走，初期行走时可借助助行器、护栏或家属陪伴，防止跌倒。术后早期活动是一个循序渐进的过程，根据患者的耐受性，逐渐增加活动量。在医护人员的指导下，每天给自己制定一个合适的活动目标，往往会有意想不到的惊喜。当然，下床活动前做好准备工作，患者可以先整理好各种引流管，注意引流管袋的高度低于引流管口的高度，防止导管滑脱。

术后伤口疼痛，怎么办?

很多患者会担心："手术，痛吗？有没有办法使我不痛呢？"的确，疼痛使人痛苦、焦虑、烦躁，不仅影响休息、睡眠和活动，还可引起种种不良反应，如血糖增高、血压升高、心跳加快、免疫功能下降等，影响术后恢复。比如患者因为疼痛不敢咳痰和深呼吸，会容易造成肺部感染；因为疼痛不敢活动，会增加压疮、下肢深静脉栓塞的发生概率等。因此，术后镇痛是非常有必要的。

每个人对疼痛的感受及耐受性是不一样的，要让医护人员了解患者有多痛的话，首先患者要学会如何表述自己的疼痛。表达疼痛程度的常用方法如下。

（1）疼痛数字分级法：将疼痛程度用0～10依次表示，0表示无疼痛，10表示最剧烈的疼痛，由患者选择一个最能代表自身疼痛程度的数字。这些数字将疼痛程度分为轻度疼痛（1～3分），中度疼痛（4～6分），重度疼痛（7～10分）。医护人员会根据不同的等级给予镇痛处理和指导。（见图6-2）

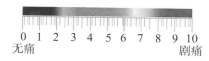

图6-2　疼痛数字分级法

（2）面部表情量法：由6个不同表情的脸谱组成，最左端的脸谱代表"无痛"，最右端的代表"最强烈的疼痛"，0、2、4、6、8、10分别对应6个脸谱。疼痛时患者选择一张最能表达其疼痛的脸谱，脸谱对应的数字代表疼痛程度。（见图6-3）

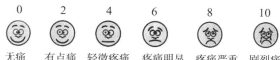

图6-3　面部表情量法

（3）语言评分法：根据患者对疼痛的描述，将疼痛分类。

①轻度疼痛：有疼痛但可以忍受，生活正常，睡眠无干扰。

②中度疼痛：疼痛明显，不能忍受，要求服用镇痛药物，睡眠受干扰。

③重度疼痛：疼痛剧烈，不能忍受，需要镇痛药物，睡眠严重受干扰。

手术后，患者可以采用这些方法和技巧减轻切口疼痛：①采用床头摇高30°左右的半卧位，可以减轻腹部切口张力引起的牵拉痛；②翻身、咳嗽时用双手按住切口两侧，减少因切口张力增加或震动引起的疼痛；③妥善固定好引流管，防止牵拉引起的疼痛；④运用一些自我放松技术（如听音乐、聊天、看电视、数数字等）来分散注意力。

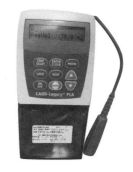

图6-4　电子自控镇痛泵

切口疼痛一般在术后24h内最明显，2～3天后逐渐减轻，当患者感觉疼痛≥4分，影响到正常休息、睡眠和活动时，需要告诉医护人员，可以适当使用镇静止痛剂。目前，临床上术后患者使用自控镇痛的方法，即将配置好的麻醉镇痛药放入装置（见图6-4）。装置连接到静脉或硬脊膜外间隙，持续地给予一定剂量的镇痛药，达到稳定的镇痛效果。在持续疼痛的基础上，当患者感觉疼痛明显时，自行按压装置的给药键，增加镇痛剂的释放量，以减轻疼痛。其优点是维持稳定的镇痛效果，并可以按照患者自我感受增加用药，达到个体化满意的镇痛效果。术后镇痛最常用的药物有阿片类药物和非甾体类药物。非甾体类药物一般选择使用乙酰氨基酚和选择性COX-2抑制剂（西乐葆、帕瑞昔布钠）。有患者担心使用止痛剂会对人体产生不良影响从而忍受疼痛，其实大可不必。尽管这些药物有副作用，但在医生的指导下，手术后短期使用这些药物是安全的，患者完全没有必要担心。说出疼痛，接受治疗，无须忍痛。

术后发热，是感染了吗?

发热是手术后最常见的现象，有两种情况，一种是非感染性的，另一种是感染性的。非感染性发热是指人体对手术、创伤做出的炎症性反应，医学上称外科吸收热或外科手术热。它一般发生于术后3天之内，体温不超过38.5℃，3～4天后会自然恢复。因此，术后发热不一定是感染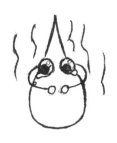了。如果医生考虑是外科吸收热时，患者不用担心，当体温不超过38℃时，可不必处理。

术后早期体温超过39℃，或术后3～6天后仍持续发热，或体温下降后又重新升高，就要考虑是否存在感染或其他不良反应。炎症性肠病患者因体弱、营养状况差、使用激素和免疫抑制剂等因素，术后感染的概率相对较高。常见的感染原因有手术切口、肺部感染，还有吻合口漏、腹腔感染、泌尿道感染、静脉管道感染等。医护人员会根据病情加以分析，有时需要做一些检查（比如胸部X片，血常规，伤口分泌物、引流液、血液培养等）来明确是否有感染及感染源，然后有针对性地进行处理。

发热时患者要注意休息，及时更换潮湿的衣裤和床单，口服补充液体，不能口服的采取静脉补液。当体温高于38.5℃，人感觉不适时，可以用温水擦洗、冰敷等物理方法降温以减轻不适。当不得已需要使用药物降温时，使用复方氨基比林注射液、选择性COX-2抑制剂相对安全些，避免使用非选择性非甾体类药物，因为长期使用这些药物可能引发消化道出血。如对于结肠/回肠与直肠做吻合术者，术后禁止塞肛、灌肠，直至医生确认吻合口已愈合。

伤口长不好，怎么办？

正常情况下腹部手术拆除伤口缝线的时间为6～7天，年老体弱、营养不良、糖尿病、药物使用等因素在一定程度上会延迟伤口愈合，需酌情延迟拆线时间，这对术后恢复没有影响，无须纠结，术后加强营养支持有助于促进伤口愈合。

切口拆线后经历多长时间可以沐浴？这是手术后患者经常提及的问题。在拆除切口缝线、表皮愈合后，就可以淋浴了，但近期要避免长时间在水中浸渍和用力摩擦切口。伤口完全愈合需要3～6个月，所以出院后近期仍需要注意切口有无红肿、热、痛、流液、流脓的情况，一旦出现，及时返院处理。

IBD患者由于营养不良，术前使用激素、免疫抑制剂或原已存在感染病灶（如腹腔脓肿）等因素，术后切口感染的发生率较高。切口感染表现为切口红、肿、热、触痛和有分泌物，伴有身体发热和白细胞计数增加。手术后，医生会定时来更换伤口敷料，保持伤口敷料清洁干燥，查看切口有无红肿、渗血、渗液等情况。当患者感觉切口疼痛加重或减轻后又加重，请及时向医生反映。一般的处理是有早期感染症状时勤换敷料，应用有效抗生素；形成脓肿时可拆除部分缝线，放置引流管（片）来引流渗液和脓液。如果出现上述情况，那患者不必过分担心，切口一般通过换药都会愈合。伤口的处理过程一般是先清除感染腐烂的组织，控制感染和渗液，然后是促进健康的肉芽组织生长，这可能需要一段较长的时间，患者需要耐心等待，期间尽量增加营养。

如何管理引流管？

肠道手术放置的引流管常见的有胃管、导尿管、腹腔（盆腔）引流管等。放置胃管的主要目的是引流胃液，减少术中呕吐、误吸，减轻术后腹胀，医生会根据患者的病情和手术方式来决定放置或不放置胃管。一般术后会尽早拔除，对于术前有梗阻情况者，待术后肠蠕动功能恢复后拔除。全麻手术一般都需要放置导尿管，主要是防止术中尿潴留，避免误伤膀胱，同时便于观察尿量，一般会在术后早期拔除。术前患者需要练习床上小便，有利于术后拔除尿管后能在床上排小便。当然，患者最好能如厕排便，感觉会更舒适。腹腔（盆腔）引流管放置的主要目的：一是引流盆（腹）腔内的积血、积液；二是可以通过引流液观察判断有无并发症（如出血、吻合口漏、腹腔感染等）；三是可作为治疗的途径，当出现吻合口漏、腹腔感染时，可以通过引流管来做冲洗，一般在术后引流液量减少，无并发症发生时，可以拔除。

在医护人员的指导下，术后可留意引流液的颜色，引流是否有效，有无堵塞造成液体量突然减少等情况；注意保护导管，翻身活动后检查导管有无受压、折叠；注意导管的固定，活动时注意防意外滑脱；起床活动时引流袋的高度低于引流管口的高度，防止逆流。

置管可能给您带来不适，您可将这种不适向医护人员反映，但这些导管放置有重要的作用，不能自行拔除导管。意外拔除可能带来不良后果，重新置管不仅增加痛苦，而且还增加医疗费用。

手术以后大便控制不了，怎么办？

大肠具有吸收粪便中的水分，形成、贮存和排泄粪便的功能。有些患者在手术后会出现大便较稀、次数多、坠胀感、排便控制能力差，甚至失禁的情况，这主要是由于手术切除了全部或部分大肠，导致大肠功能受影响。在 IPAA 手术后，如果回肠贮袋的节制功能还不能完全代偿或手术导致肛门括约肌及盆腔自主神经功能受损，就会影响肛门的控便能力。大便浸渍、频繁如厕擦拭等会导致肛周黏膜水肿、充血疼痛、肛周皮肤损害，患者常常被不能正常生活、工作及处理个人卫生问题困扰，出现压抑、自卑、悲观的情绪。这时，患者要放松心情，有时候这些症状是暂时的，过一段时间会逐渐好转，但如果长期不能缓解而严重影响生活时，患者需要与医生商讨解决办法。术后期间要采取合理的饮食方式和结构，通过饮食调整达到减少便次、改善大便性状的目的。术后可以坚持做肛门功能恢复锻炼，比如有意识地向上收提肛门，将肛门慢慢缩紧，然后放松，使肛门松弛。这种方法不受时间、场地的限制，坐着、站着和躺着都能操作，比较方便，一般建议每日操作3～5次，每次30～40下。同时，加强肛周皮肤护理，排便后用温水清洗肛周，使用软纸或婴儿湿纸巾擦拭肛周，必要时使用皮肤保护剂。行IPAA手术后，建议早期行内镜检查，以了解有无储袋炎。

手术后还需要继续吃药吗？

对于大部分克罗恩病患者来说，手术并不能起治愈作用，而且术后复发率高，因此，术后仍需要用药物来治疗或预防复发。

具体的预防性治疗用药方案取决于患者的手术情况：对于手术已切除全部病灶的患者，按缓解期进行维持治疗；对于手术只是切除了主要病灶但仍有活动性病灶保留的患者，应按活动期进行诱导缓解。在做好术后监测的情况下，一旦确认术后复发，必须按活动期积极进行治疗。

所谓术后复发一般是指克罗恩病患者经手术治疗缓解后再次出现临床症状及内镜下异常的表现，可以通过粪钙卫蛋白、腹部超声、MRE/CTE、结肠镜及小肠镜等来监测，其中粪钙卫蛋白检查是最简便的方法，内镜检查是最准确的检查手段。克罗恩病的复发往往不可避免，因此，术后要坚持复查，及早制定术后的治疗方案。一般术后2～8周开始使用预防复发的药物，及时使用硫唑嘌呤和（或）英夫利昔单抗，而不推荐使用5-ASA类药物、布地奈德、益生菌来预防复发。建议克罗恩病患者在6～12个月内进行内镜检查来了解复发情况，必要时调整药物。

出现肛周脓肿或肛瘘，怎么办？

肛周脓肿和肛瘘是克罗恩病的常见并发症。肛周脓肿是直肠肛管周围软组织或其周围间隙发生急性化脓性感染，表现为肛周红肿热痛，皮肤破溃，流脓血水，有时伴有高热、寒战、头痛乏力等症状。肛瘘是肛内和体表有一条瘘管相通，表现为脓肿破溃口经久不愈，流脓血水反复发作。肛瘘常常是脓肿破溃或切开引流后肠形成的。因此，脓肿是肛周炎症的急性期表现，肛瘘则是炎症的慢性期表现，两者在一定情况下相互转化，反复发作。

　　一旦发现肛周脓肿或肛瘘，应该及时前往医院就诊评估并制定治疗方案。确诊脓肿形成后需要及时治疗，常规行脓肿切开排脓手术，或行引流挂线手术。瘘管可导致肛门括约肌和肛周组织永久性破坏，对于肛瘘的治疗，医生会根据患者的症状严重度区别对待。肛瘘在缓解期的表现为渗出物少，红肿热痛不明显，不需要进行手术，以内科药物治疗为主，使用环丙沙星、硝唑等药物进行控制；一旦炎症急性发作，处理方案同肛周脓肿。有症状的低位单纯性肛瘘可行切开术；复杂性肛瘘可进行长期挂线引流，手术目的是控制感染。如果直肠黏膜大体正常，可行皮（黏膜）瓣推移术。对不能控制症状的复杂性肛瘘，可能需要永久性造口或切除直肠。

　　肛周疾病由于病变部位的特殊，往往令人难以启齿，这时患者尽量放松心情，与病友、医护人员多沟通，以获取正确的疾病知识和指导，同时家属也需要给予患者充分的理解与支持、鼓励和包容。患者平时要做好自我护理：①保持肛周洁净。如果大便次数多，肛周有较多分泌物，则需要及时清除，并擦拭以保持洁净，可以用温水、中成药药液等清洗，但要注意不要过于频繁清洗以免造成皮肤破损，也避免频繁使用沐浴露或私处清洁用品等而破坏菌群平衡。每次清洗后，可以使用一些保护皮肤的制剂（如3M皮肤保护膜），在皮肤表面形成保护层，隔离大便、分泌物对肛周皮肤的刺激。②坐浴。坐浴有清洁肛门、促进血液循环、减轻疼痛、防止感染和促进创面愈合的作用，常用的坐浴液有温水、1∶5000或1∶10000的高锰酸钾液、中成药药液等，水温一般为43～46℃，每次的坐浴时间为15～20min，女性在月经期和孕期避免坐浴。③内裤穿着宽松，选择透气、吸水的棉质面料。外出时可在内裤中衬垫薄的棉质卫生护垫，如有污渍，随时更换。④患者有时要自己在家换药，因此，最好在医生指导下，学会换药的步骤，熟悉消毒液和一些常用特殊敷料的作用和使用方法，定期到医院复查。

出现肛门直肠狭窄，怎么办？

IBD累及肛门和直肠，常导致肛门直肠狭窄，患者会出现大便困难、粪便变细、肛门排便疼痛、腹胀等情况。

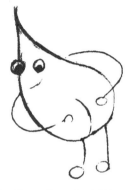

对于肛门直肠狭窄，常用扩肛的方法进行治疗，如肠镜下气囊扩张，手指及金属器械扩张。由于病变组织比较脆弱，扩肛时动作要轻柔，慢慢扩张，防止直肠穿孔及肛管撕裂伤，一般建议在医院进行治疗。医生还会建议患者采用药物灌肠及塞肛治疗，患者可以自己在家操作。灌肠方法详见第9章。

塞肛方法：塞肛前清洗肛门，患者取侧卧位，戴手套，一手轻轻牵开臀部肌肉，另一手的手指顶住栓剂，轻轻将药栓推入肛门，收缩肛门，最好卧床休息一会，避免下蹲，防止药栓排出。夏天气温高时，药栓可能会变软、融化，难以塞入肛门内，可按药物说明书将药栓放入2～8℃的冰箱内，使用前取出，在室温下恢复温度。

（华宏妹）

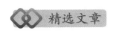
精选文章

人生若不是遇到你们，我上哪儿捡来这后面的岁月

北秋之语

2008年夏天，整个北京城都沉浸在举办奥运会的热闹气氛中，而我也毫无例外地成了其中一员，即使在英国签证办理处等待时，也在收看体操比赛节目。而唯一与常人不同的是，我每隔1个月，都会腹痛几天，偶尔还会发烧。28岁的我，正走在事业上升期，总以为是自己多年的老胃病犯了，自己调整饮食就能好起来，便只是去医院开了胃药，然后忙于自己的工作，等着签证下来去伦敦工作。

当我的生活朝着自己希望的方向一步一步往前走的时候，半年后的一天，我突然看到电梯镜中的自己，已经瘦出了棱角；发现自己坐上刚开不久的地铁10号线座位时，得小心别让自己的脊椎先撞上去；这才想起最近自己吃得越来越少，腹痛的次数越来越多。

之前在北京某医院反复做了胃镜检查，总是提示浅表性胃炎，直到有一天，遇到一位年长的老专家。他看到我的情况，让我赶紧去做CT检查。过了1周，我去取结果报告的时候，看到报告上写着"考虑肿瘤或者克罗恩病"。于是，我独自一人在医院某个角落坐下，哭了半个小时。那时我哭的是"肿瘤"两个字，因为我根本不知道克罗恩病是什么。也许在那个时候，很多消化内科医生对"克罗恩病"这几个字，也仅限于他们知道这个疾病，却没有太多的治疗经验，就连外科医生看到这样的患者都会面露难色。也正因为此，在我向那所医院的外科大夫递交了入院申请后，便再也没等到任何消息。

于是，我只能拖着不到50公斤的身体，双手时不时提溜一下往胯下滑落的裤子，走进了这所在日后给予我新生的、在中国乃至整个东方都享有盛誉的北京协和医院。在那里，我遇到了把我确诊为IBD患者的第一位医生，李玥。直到8年后的一天我才知道，她不只是协和的一名消化内科医生，更是一名IBD专科医生。这也就更能解释为什么在住院期间我接受的治疗是如此准确，以及出院后受到的指导是如此悉心，让我铭记于心。

还记得在协和西院简单的大病房里，我住在靠墙的那张床上，隔壁是位因激素冲击治疗导致浑身掉皮疹的秦皇岛大叔。隔着他，进门口的床位住着一位身体严重腹水、但是还爱偷偷嗑瓜子的患者。在这病床对面是一位晚上都叫着疼、睡不着的胰腺患者，最后剩下的两位，就是后来成了我第一批病友的两个年轻小伙伴，一位正准备高考，一位正在读研究生。

住进医院的第二天，早上查房时进来了一位留着短发，个子高挑，面目清秀，说话干脆利落的女大夫，她的身边围绕着3～5个更年轻的医生，而她就是这么多年来一直给我疾病指导的李玥大夫。即便后来我因为工作变动离开了北京，但在后来的两次病情活动时她都不忘给我鼓励和指导，让我一次又一次地从失落、迷茫中走出来，重新回到生活和工作中去。回想起在协和住院的日子，那时的西院没有无痛肠镜，于是她和另外一位助手（我不知道她是医生还是护士），一边陪我聊天分散我的注意力，一边摁着我的肚子，麻利而仔细地为我做完了结肠镜检查。依稀记得，在我人生中第一次做完结肠镜的时候，结合之前的肠道CT，她果断地告诉我，需要做手术了。

那时候，作为一位患者，一位克罗恩病患者，别说对病房处发生的一切无从知晓，就连对自己的病情也是一无所知。每天早上，我都能看到李医生带着几个住院医生来病床前一一查看，这和我最近看完的《协和医事》中所描述的协和医生一模一样。由于协和的精英模式的教育，凡是能成为一名负责病房的主治医生的，都拥有惊人的记忆力，对每位患者的情况都了然于心；对患者进行身体检查，询问患者情况，讲解病情，整个过程没有一丝拖沓，面面俱到，询问和启发式的带教方式传承得一丝不苟。

有一天，李医生和我说："既然必须要做手术，那我们早日去外科排队，等排到，我们也就准备好了，好吗？"那时的我似懂非懂地回答："好的"。

虽然在手术后的第二天，由于术后的不可控风险，我再一次被送入外科手术室抢救，但是在ICU苏醒后，一直乐观的我，在见到手术外科的林医生时，忍不住流下了激动的泪水，轻声说："谢谢您把我救了回来！"虽然我浑身无力，但我还是尽全力握住了他的手。与这一刻同样令我终生难忘的，就是当我从ICU转回外科普通病房的第一天16:00左右，我看到了闻讯赶来的李医生，来时她的脸上透露着和那天进ICU时林医生脸上一样的焦急表情，但是看到我一切平稳，那份焦急渐渐变成了喜悦。这是我第一次如此真切地感受到除了父母以外的那份担心，那份心系患者的医者之心。

也许是因为年轻，后来的日子，身上的管子一天比一天少，体力一天比一天恢复得好，从ICU的无法起身，到外科病房的起床上厕所，并慢慢能扶着墙边走路，等再次回到内科病房时，自己逐渐能在内科楼层自由行走。我感到自己重生了，而这一重生就是8年。在这8年里，我有印象最深的两句话。一句是李医生在美国进修时在给我回的邮件时中写道："This is a manageable disease."（那时她在美国无法写中文。）我就此理解为"这病是可以控制的"，这再次给了我战胜疾病的信心；而另外一句就是当她看到我用生物制剂和营养治疗逐渐好转的结肠镜检查报告时，她回道："慢慢见好了！真替你开心。"这又一次让我体会到面对疾病时，站在战壕同一侧的那份医患情。

这些年，从离开北京时候的短信联系，到后来的邮件联系，再到当下的微信联系，8年后，我们因为CCCF（爱在延长炎症性肠病基金会）的活动又有缘再一次见面，而她还清晰地记得我当年的情况。回想起这8年，每一次她都在关键的时刻，用着最畅通的联系方式，给予我疾病上的指导和让我重拾对生活的信心。作为CCCF的一名志愿者，我要用我这8年和疾病共存的经历和李医生最近教会我的"应对"疾病而非简单地"面对"这一理念，为全国广大的病友们提供我力所能及的服务和帮助。

第7章 造 口

　　肠造口又称为"人工肛门"，是一种消化液/粪便的转流方式，造口作为腹部外科临时性或永久性的治疗措施，既是挽救患者生命的措施，也是改善患者生活质量的手段。肠造口与正常人的排泄途径不一样，由于粪便排泄不受控制，也没有一定的规律，需要在体外粘贴一个袋子来收集排泄物。大部分患者知道需要放置肠造口时，往往难以接受这种排便方式的改变及身体外形的改变，出现沮丧、焦虑的情绪，不知道该如何面对今后的生活，如何外出社交，如何做好造口护理等。其实，造口并没有那么可怕，只要患者掌握造口护理的技巧，相信我们可以和正常人一样生活、学习、活动和社交。本章将介绍造口知识及自我护理的技巧，帮助患者更好地管理造口，接纳自己是造口人的现实，做一个乐观的造口人，从而提高生活质量。

什么是造口？造口类型有哪些？

　　造口是指因为治疗需要，通过外科手术对肠管进行分离，将回肠或者结肠肠管的一端引出到体表（腹壁）从而形成一个开口，并将开口缝合于腹壁切口上以排泄粪便，这个"口"就称为造口。部分接受手术的IBD患者需要放置肠造口，从而使肠道减压，减轻梗阻，促进远端肠吻合口的生长，降低远端肠管吻合口瘘的发生，对患者的治疗和预后具有重要意义，甚至挽救患者的生命。

造口类型与手术方式有关，主要有以下几种类型：①根据造口的肠段部位，可分为回肠造口和结肠造口；②根据造口的用途，可分为永久性肠造口和暂时性肠造口；③根据造口的形式，可分为单腔造口和双腔造口（袢式造口和分离式造口）。

什么是理想的造口位置？如何进行造口定位？

合适的造口位置对造口患者术后学会造口保护，减少对他人的依赖，提高患者对造口的适应性，提高生活质量，尽快回归社会是非常重要的。那什么是理想的造口位置呢？简单地说就是，患者自己能看见造口并且手能触及，便于自己以后进行护理的位置。造口做在腹壁平坦处，避开陈旧性疤痕、皮肤皱折、凹陷、肚脐、骨隆突处及腰带位置，并有足够位置可以粘贴造口袋，粘贴后不影响生活习惯、衣服穿着。同时，造口还要在腹直肌内，以预防术后发生造口旁疝。

一般的回肠造口在腹部右侧，永久性造口、结肠造口在左侧，在择期手术前医护人员会根据病情和手术方式尽可能做好造口位置的准备，与患者及家属共同讨论造口位置，进行造口定位（见图7-1），患者需要做好配合。造口定位的配合方法为定位前洗澡或清洁腹部皮肤，患者取平卧位，造口治疗师在腹部选择预计造口的位置，用记号笔做一直径为2cm的圆圈，让患者取半卧位、坐位、站立位、下蹲位，观看自己的造口，以能看清造口为原则。还会了解患者的日常生活习惯、穿着习惯，以不影响穿戴为原则，避开系腰带部位。然后让患者再次平卧、坐起，观察预计造口与体位的关系，确定调整后的造口与腹直肌的关系。最后，用耐擦、耐水的油性记号笔在造口处做好记号，酒精消毒后用灭菌透气薄膜覆盖。

一个位置选择得当、结构完美的肠造口，可使患者术后生活过得更加有信心。粘贴牢固的造口袋、健康的造口周围皮肤和良好的自我护理能力，都是加速患者康复并重返社会的重要因素，使他们心理健康并且活得有尊严、有价值。

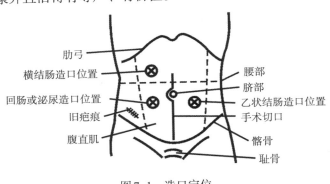

图7-1　造口定位

如何观察造口的活力？

在造口初期，观察造口的活力是非常重要的。正常的肠造口外观呈红色或粉红色，肠黏膜表面平滑，呈潮湿透明状，肠造口的活力是根据造口的颜色来判断的。

（1）造口颜色苍白，可能是由于患者的血色素含量较低造成的；造口为淡紫色或暗红色，可能是术后早期黏膜缺血的表现；造口外观局部或完全变黑，表示肠管缺血坏死，应及时到医院就诊；造口轻微及短暂缺血时只需观察。清洁造口时注意清除坏死的造口肠黏膜，重现鲜红色的造口。同时，宜选用一件式透明造口袋，可以及时观察造口黏膜的颜色变化，造口底盘裁剪比造口大 1～2mm，避免造口底盘裁剪过小，影响肠造口的血液循环，加重造口的缺血坏死。

（2）造口黏膜水肿是术后早期的正常现象，造口常变得肿胀、发亮或呈半透明状态，这种水肿的造口一般在术后 6～8 周内逐步回缩至正常。注意，造口水肿时宜选用直径较大的造口底盘进行合理裁剪，避免造口用品紧箍造口从而加重造口肿胀。

怎样更换造口袋？

造口袋主要收集造口排泄物。造口袋从结构上分为一件式造口袋和两件式造口袋；从功能上分为开口袋、闭口袋；从底盘造型上分为平面、微凸和凸面造口袋。应根据患者手术后的时间、造口类型、造口及周围皮肤的情况、治疗需要、患者偏好及经济状况等来选择造口袋。研究显示，造口周围皮肤损害可以发生在使用造口袋的每一个环节。因此，选择合适的造口袋及正确的更换方法，可以有效地减少或避免造口周围刺激性皮炎的产生，为患者重拾生活信心提供了极大的帮助。接下来，我们一起来学习如何换造口袋吧。

（1）准备一个护理包，将造口产品有序放好，使得更换造口袋忙而不乱。更换前的用物准备：造口袋和尾夹、弯头剪刀、两块小毛巾、面巾纸、温水、棉签、笔、透明尺、垃圾袋，必要时备造口附件产品（如造口护肤粉、皮肤保护膜、防漏膏等）。

（2）更换造口袋的时机：清晨刚起床、进餐前或餐后 2～3h，即在空腹状态下，或根据自己的排便习惯，这样可减少造口袋更换过程中排泄物流出从而避免影响底盘的粘贴。

步骤如下（见图7-2）。

①体位：平卧或站立（站在立镜前），保持造口周围皮肤平整即可。

②揭除造口底盘时，切不可强硬揭除，以免造成造口周围皮肤损伤，可一手固定造口底盘边缘的皮肤，一手将底盘慢慢揭除；若揭除较费力时，可用湿棉球或纱布湿润造口底盘边缘后再慢慢揭除。

③用湿毛巾由外向内清洁造口及周围皮肤，用干毛巾擦干。

④根据造口类型和周围皮肤的情况，选用造口护肤粉、皮肤保护膜、防漏膏等防护用品。要用干棉签蘸取造口粉进行均匀涂抹。对于造口周围皮肤不平整或凹陷，可使用防漏膏填平皮肤，用湿棉签将凹陷处处理平整。

⑤用透明尺测量造口的大小并用记号笔标记在造口底盘上，用弯头剪刀裁剪底盘，造口底盘的裁剪直径大于造口直径1～2mm即可，不可过大，以免暴露的皮肤被排泄物刺激从而引起皮炎；不可过小，以免底盘摩擦引起造口黏膜出血或造口周边肉芽肿。

⑥造口袋粘贴时由下向上粘贴底盘，轻压造口底盘内边缘，再由内向外侧加压，循序粘贴，粘贴后用手按压底盘10～15min，起到加热、固定作用，增强造口底盘的黏性，使之与皮肤粘贴得更加牢固，在造口袋尾端予以尾夹封闭。

⑦一般在无渗漏情况下，回肠造口3～5天更换一次，结肠造口5～7天更换一次，有渗漏时及时更换；当造口较平或其高度低于皮肤时，应选择两件式凸面底盘的造口袋，并配腰带使用。

⑧造口袋内容物约有1/3～1/2时，及时排放或更换，造口袋内容物过重时易引起渗漏。

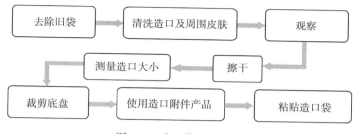

图 7-2　造口袋更换流程

更多关于更换造口袋的操作，请扫描图 7-3 来收看视频。

图 7-3　造口二维码

造口周围皮肤出现发红、皮疹或破溃，怎么办？

据统计，与造口相关的并发症中造口周围皮肤问题的发生率最高，最常见的原因是粪水性皮炎和过敏性皮炎，表现为造口周围皮肤疼痛、发红、发痒，有皮疹甚至溃疡等。出现皮肤问题后，造口袋无法进行有效稳固的粘贴，排泄物不断渗漏，进一步损害皮肤，从而形成恶性循环，患者痛苦不堪又很无奈，生活质量受到严重影响。有些患者，在皮肤刚刚出现问题的时候对此并不重视，没有正确护理皮肤，等到皮肤出现严重问题后才就医，此时患者不仅蒙受痛苦，而且增加经济费用。因此，若出现周围皮肤不适，建议造口患者应及时就诊，寻求造口治疗师的帮助，学会评估常见原因及掌握处理技巧，以避免皮肤受损，从而减轻症状，促进愈合。

（1）粪水性皮炎：粪水经常接触皮肤从而引起造口周围皮肤糜烂。主要原因有造口位置不当，造口低平，腹部皮肤不平整；更换造口袋的操作不当，造成造口底盘与皮肤的粘贴度差；造口渗漏时未及时更换造口袋，排泄物由造口底盘处渗漏从而刺激周围皮肤等。轻则引起皮肤瘙痒、发红，重则引起皮肤红肿、疼痛、溃烂。粪水性皮炎程度较轻时，患者可自己学会护理，先用清水清洗造口及周围皮肤，然后在皮炎处撒上一层薄薄的造口护肤粉，喷上皮肤保护膜，然后贴上造口袋。粪水性皮炎的预防方法：使用造口袋的时间不要过长，一般在无渗漏情况下，回肠造口需要3～5天更换一次，结肠造口需要5～7天更换一次，有渗漏时及时更换；针对腹部凹凸不平的患者，可利用水胶体敷料、防漏膏或防漏条来补平凹陷处，然后贴上造口袋，以防止患者改变姿势时造口袋发生渗漏；选择合适的造口袋，如患者造口低平或回缩，则可选择两件式凸面底盘造口袋，并使用造口腰带以增加造口袋的粘贴牢固性；正确裁剪贴袋也是预防此并发症的关键，造口底盘裁剪直径比造口大1～2mm，若造口底盘裁剪过大，则排泄物持续浸渍裸露的皮肤，容易造成造口周围皮肤浸渍、破损及疼痛。

（2）过敏性皮炎：表现为过敏源接触部位有界限清楚的皮肤红斑、水疱，患者自觉瘙痒和有灼热感。一般是对造口底盘或整个造口袋过敏，还有对防漏膏、消毒液等过敏的情况。预防方法为用清水清洗造口周围皮肤，避免使用碘附、酒精等消毒液清洗，选用婴儿专用型湿纸巾，以减少刺激。定期更换造口底盘，天气闷热时，勿出门太久，可选择阴凉或有空调的室内。发生过敏性皮炎的患者，需要更换另一家生产厂家的造口用品，清水清洗造口及周围皮肤后，在皮炎处使用类固醇药物，涂药10min后，再用清水将周围皮肤洗干净，擦干后贴袋。若对任何厂商的造口底盘均过敏，则建议两种处理方法：一是可先粘贴水胶体敷料保护皮肤，再贴造口底盘；二是交替使用两种不同厂商的造口底盘。

造口出现排便困难，怎么办？

肠造口患者出现排便困难或腹胀不适，多数是由于饮食不当造成的粪便过多、干结嵌顿和造口狭窄等。造口狭窄表现为造口口径缩小，难以看见黏膜，或造口皮肤开口正常但指检时肠管周围组织紧缩，手指难以进入，患者可出现排便困难、腹胀、腹痛等症状。需要注意的是引起造口缩窄的原因很多，也不排除克罗恩病复发，因此，患者有排便不畅、腹胀，或发现造口狭窄时，应及时就诊。

对于因饮食不当引起排便困难的患者或虽有造口狭窄但不影响排便的患者，通常采用保守疗法，主要是调整饮食结构，避免摄入粗纤维素食物，以免粪便堵塞造口。多饮水，进食适量碎菜和水果，防止大便干结。同时，进行适当运动，有便意感时，可用手从右下腹沿结肠走形转向造口，反复按摩腹部，促进肠蠕动以帮助排便，必要时在医生指导下服用缓泻剂。造口狭窄患者可在造口治疗师指导下，用手指扩张造口。方法为修剪指甲，从小指开始，插入前手指涂液状石蜡润滑，之后缓慢伸入造口，避免做手指旋转动作，以免导致黏膜出血，停留3～5min后缓慢退出。每天扩张1～2次，坚持3～6个月，若情况有改善，可改用示指扩张肠造口。扩张无效或出现肠梗阻症状时，应及时就医。术后定时到造口门诊复查，扩张肠造口以预防造口狭窄是很重要的。

临时性造口什么时候回纳?

造口分永久性造口和临时性造口，这取决于病情和手术方式的需要。临时性造口又称预防性造口，主要是为了保证远端肠吻合口愈合，减轻术后肠瘘并发症带来的巨大伤害，而暂时让粪便转流。造口回纳术一般需要在麻醉下进行，是指将肠道的两个断端缝合，重新塑造肠道的连续性，粪便重新从肛门排出。造口回纳的时间没有绝对的标准，主要根据疾病的恢复情况、远端肠管吻合口的愈合情况来进行综合判断，时间通常为术后3～6个月。回纳之前，一般需要评估患者的全身营养情况、肝肾功能等，并需要行肠镜以评估远端吻合口及肠道有无复发情况。

如何选择造口袋？如何储存造口袋？

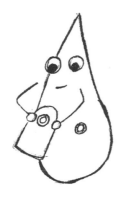

在医院，患者也许听说过或使用过不同的造口袋。要出院了，患者一定关心回家后如何选购造口袋。对于造口袋的选购，患者要考虑造口类型、造口及周围皮肤的情况，还有自己的偏好、使用场合及经济状况等实际情况。比如从治疗角度来讲，造口低平者应使用凸面底盘的造口袋，造口脱垂者需用平面底盘造口袋。回肠造口或腹泻时因排泄物多而稀，宜选用两件式开口袋。如造口外形不规则，视力不佳、手不灵活、裁剪不方便的患者可以选用底盘不用裁剪的可塑性底盘造口袋。还有一些个性化的造口袋，如不透明造口袋，可以改善视觉效果，适合工作场合、朋友聚会、性生活时使用。如果患者希望造口底盘是柔软舒适的，现在也有相关产品供应，相对来说，一件式造口袋底盘比两件式造口袋底盘更柔软。诸如这些，患者可以向医护人员或造口治疗师咨询。在我国大部分地区，在医院购买造口袋享受一定金额的医保待遇，可以减轻患者的经济负担。目前，市面上的造口袋以进口产品为主，有不同类型、不同价位的产品提供，有些病友会选择网购，但在购买前，建议患者咨询造口治疗师或医护人员。

造口袋底盘黏胶的质量很大程度上会影响造口底盘的使用寿命，平时要妥善保存造口袋，以保证造口袋底盘的黏胶质量。造口袋存放时间过久或过保质期会影响底盘的粘贴效果。因此，建议患者不要一次性大批量购买造口袋。造口袋的存放也有讲究，宜储存于室温、阴凉干燥、通风的地方，不能存放在温度过高（40℃以上）、过低（10℃以下）或潮湿的环境里，如严禁放置在阳光直射的位置、冰箱等低温设施内，也避免放置在汽车后备箱内。另外，也要避免重物压迫造口底盘而造成变形。

我身上会有异味吗？

由于排便方式的改变，患者可能担心身上会出现异味，尤其是外出时遭遇尴尬。我们可以采取以下方法来消除或减少异味：①注意个人卫生，保持皮肤清洁，勤换内衣、内裤。出门前清空或更换清洁造口袋，必要时出门时带件内衣，以便意外渗漏时可

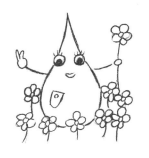

以随时更换。②进食时细嚼慢咽，少说话以减少空气吞入，避免造成产气过多。③调整饮食结构，少食豆类、碳酸饮料等易产气食物，少食洋葱、大蒜等有刺激性气味的食物，减少异味的产生。④保持造口袋的清洁，定期排放并清洗造口袋，当袋内排泄物充满1/3时及时清除。⑤当异味较大时，可以使用带碳片的造口袋或放入清新剂除味。

有些患者总是觉得自己身上有异味，担心遭人歧视而不愿出门，其实有一部分是出于心理作用。因此，要学会情绪的自我管理，克服因外形改变带来的负性情绪，要以平常心对待造口的存在，打消顾虑，不要过分关注造口的存在。

我的饮食要注意什么？

从造口本身来讲，肠造口手术后仅仅是排便部位和习惯的改变而已，平时饮食只要稍加注意即可，主要还是遵从原有疾病的饮食原则。在此基础上，考虑饮食对排便的影响，以方便造口护理，尽量以减少排便对日常生活、外出、交际的干扰为原则。①保持膳食平衡，增加营养。②少食易产气食物，如豆类、薯类、萝卜、碳酸饮料、啤酒等。肠道产气过多，会使造口袋鼓起，造口排气（放屁）的声音会影响患者在公众场合的形象。某些行为（如嚼口香糖、吸烟、进食时说话）也能增加肠道内气体。③少食产生异味的食物（如洋葱、大蒜、芦笋、蛋类食品、鱼、香辛类调味品等）。④选择易消化的食物，避免暴饮暴食，防止腹泻。避免进食后容易引起腹泻的食物（如咖喱、绿豆、菠菜、过分油炸食物、含高浓度香料的食物等）。如果出现腹泻，则宜进食低脂、低纤维食物，可进食苹果、香蕉、燕麦片等有可溶性纤维的食物。回肠造口患者和腹泻患者因每日排便量稀而多，故需要适当补充水分和钠盐。⑤适量进食粗纤维食物，保持大便通畅，防止便秘。粗纤维食物有玉米、笋、红薯、叶类蔬菜等。但要避免大量的粗纤维食物，因其容易形成大量大便，需要经常排放大便，从而造成外出不便，而且大量粗纤维的饮食容易导致造口堵塞。⑥定时进餐，有助于结肠造口患者形成排便规律，方便护理，从而提高生活质量。⑦在增加营养、增强体质的同时，也要注意控制体重，避免腹部肥胖造成造口周围皮肤褶皱或造口回缩，从而增加造口袋渗漏的机会。

我如何洗澡？

这是每位患者都迫切想知道的，即造口可以直接冲水吗？可以的，一旦造口周围皮肤愈合，患者就能享受淋浴的乐趣了。排便规律的结肠造口患者，可根据排便规律选择沐浴时机，沐浴时最好选用无香精的中性浴液，洗净后擦干，尤其是擦干造口周围皮肤，然后换上干净的造口袋。回肠造口或排便不规律的结肠造口患者，只需要在造口底盘与皮肤接触处封上一圈防水胶布或可塑贴环（如图7-4），即可安心沐浴，浴毕擦干后揭去胶布即可。只要方法得当，造口患者就能和正常人一样享受沐浴带来的舒适，而不影响造口袋的使用。

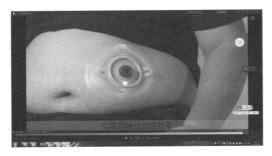

图 7-4　可塑贴环

我的日常活动需要注意什么？

造口患者着宽松柔软的衣服，避免衣物过紧从而压迫造口，引起造口缺血、坏死。体力恢复后可继续从事原来的工作，但应避免引起腹内压增高的因素，如提举重物、慢性咳嗽等，防止出现造口旁疝。避免剧烈运动及粗暴的接触性运动，活动时动作缓慢，避免硬物撞击造口而引起造口损伤。注意劳逸结合，不要熬夜。外出时随身携带足量的造口用具，便于随时更换。

我还能外出旅行吗？

造口患者在体力恢复后，同样可以外出旅行，领略大自然的风光，陶冶情操，调整身心。只要做好准备，无论乘坐的是船、飞机还是火车，对肠造口都不会有影响。在安排旅行计划时，一开始可以先考虑路程近的，外出时间相对较短的，有方便护理的路线，这样可以逐步适应不同的生活，有利于克服造口带来的一些意想不到的问题。以后有外出经验了，再远的、再复杂的旅程也就不再畏惧。为保证旅程顺利，在外出和旅行前，需要做好充分的准备。这里向患者提供一些小经验，比如：造口用物要准备充足，湿纸巾、矿泉水是必备之物；造口用品放在随身携带的行李中，不要托运，以便随时更换；旅行时会比平时有更多的身体运动，患者配用造口腰带更安全；乘坐飞机时因有气压变化，胃肠排气会多一些，宜选用开口袋或配有过滤碳片的造口袋；乘坐交通工具需系安全带时，可备用一个小

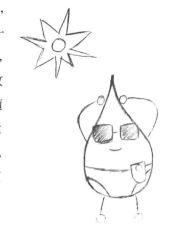

的软垫子保护造口，缓解对造口部位的压迫；旅途中千万要注意饮食卫生，防止腹泻，随身携带止泻药等药物以防万一。最好备有造口治疗师的联系方式，或事先了解旅游当地造口门诊的情况，以便出现紧急情况时能得到及时的帮助。

我还能过性生活吗？

回答是肯定的。肠造口患者只要在病情稳定、体能恢复的状况下就可以恢复性生活，适当的性生活对患者的康复、自信的确立、生活质量的提高都是有益的。在这方面，最主要的是患者自己要克服心理障碍，逐渐重新接受自己；同时，伴侣的鼓励、接纳也是最重要的支持。在疾病恢复期，给自己及伴侣一些时间来适应，与配偶分享彼此的看法，必要时可接受心理专家的辅导。在性生活前做一些必要的准备：①营造富有温馨、浪漫气氛的环境；②为减少排便量，最好在进食2～3h后进行性生活。同房前先将造口袋排空，或

佩戴迷你型造口袋，也可选用有颜色图案的袋子套在造口袋上，改善视觉感受。外面用腹带覆盖造口处，这样既可预防造口袋脱落，又能增加安全感。

（孙　艳）

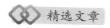

你怕死还是怕造口

西归子

我是一位有着 17 年"克龄"的克罗恩病老患者，曾经历 2 次肠道手术。由于早期对克罗恩病的规范治疗不了解，长期的贫血、腹泻和四肢无力让我的内心深处有着挥之不去的阴云，一度陷入恐惧，无奈，悲观……

2015 年 3 月和 4 月，我接连发生肠道梗阻，1 个月梗阻三四次，最后连吃稀饭也发生梗阻，这简直要了我的命。2015 年 4 月 27 日，狭窄的肠道让内容物无法排泄，肠痛得死去活来，住院后考虑手术治疗，医生看了我的肠镜报告后觉得要做造口。之前对造口有一点了解，即把肠子从肚皮上引出来排大便，这个状况在现实生活中确实存在，做造口的人也可以好好地生活，但是那个状况是别人的，不是我的，离我很远。现实告诉我：现在要轮到我了！刚听到这个消息后，心底深处是万分拒绝的。

医生问我："你怕死还是怕造口？一个人连死都不怕，还怕造口吗？造口手术也能让人健康生活，你要转变观念。"

我问自己："怕死还是怕造口？是啊，现在保命要紧，造口手术后以后生活上的稍微不方便都是可以克服和慢慢适应的。健康地活着是第一重要的事情。"

为了活命，2015 年 5 月 25 日，我接受手术，切割狭窄病变的大肠。术后经过肠内营养治疗和药物治疗，我慢慢恢复了健康。

虽然造口手术给生活带来了一些不便，但是家人和医生给了我再一次活下去的机会和勇气。为什么不好好活下去？是家人的关爱陪伴我走过这风风雨雨，是医生高尚的医德和精湛的技术把我从鬼门关拉了回来。

每当看到医护工作者不离不弃为患者真诚付出时，我很感动和敬佩；每看到志愿者和爱心人士为病友带来欢笑时，我很欣慰和备受鼓舞。

但愿人间常无病，哪怕架上药生尘。愿年轻的IBD伙伴们少走弯路，尽早接受正规的专业治疗，走上康复之路。内心有净土，长夜无烦恼。愿IBD伙伴们的内心慢慢成长，找到不再迷茫的法宝，走上光明之路。

第8章　恋爱与生育

　　育龄期是指具有自然的或生理的生育能力的时期，即从可以怀孕开始，到不能怀孕为止，也就是说能够生育的时间。对于女性而言，大体从少女发育起，到绝经时为止，人口学上一般指女性在15～50周岁的时期。其中，20～29岁属于生育旺盛期。育龄男性是指在其性成熟时期，男性的最佳生育年龄为20～30岁。

　　育龄期是生命周期中的黄金时期，其特殊的生理过程及健康状况值得关注。育龄期IBD患者作为IBD人群中的特殊群体，其与生育相关的问题更应受到广泛的重视。IBD发病的高峰年龄为15～25岁，越来越多的患者在确诊后即将面临生育问题，由于女性需要参与从备孕到哺乳的整个过程，面对疾病与生育的重叠，育龄期女性IBD患者往往存在很多困惑。育龄期女性IBD患者中存在"主动放弃生育"的现象，且其比例远高于正常女性：担心自己不孕，担心疾病遗传给后代，担心怀孕造成疾病活动，担心药物对胎儿产生不利影响，超过1/3的IBD患者因害怕生育而采取主动避孕等。如果你正面临以上问题，对此正在犹豫、害怕、担心，那么请花一点时间，耐心读完本章的内容，或许能够帮助你！如果你是一位处于生育年龄的男性患者，希望你也可以从本章中得到指引！

我能恋爱吗?

约会是年轻人正常生活的一部分，不能因为患有IBD而放弃美好的约会，当然，初次约会不建议在疾病处于重度活动期时进行。恋爱约会和IBD并不冲突，只是在赴约前需要做些准备工作。由于在饮食上有限制，在赴约前可以先吃一些自己可以耐受的食物，在共进晚餐时，也尽量点些适合自己的食物，以避免因接触某些食物而加重病情。当处于IBD活动期时，约会的地点最好选择在可以方便使用卫生间的地方，如在餐厅、电影院、自己或朋友的家中。在恋爱期间，可以准备一个IBD的应急包，包括药物、厕纸、坐垫、消毒液以及内裤等，以避免约会期间的尴尬。当感觉很疲惫，无法继续坚持约会时，要及时提出结束约会，以第二天晨起有会议等理由要求先行回家。

每位IBD患者都会碰到应该何时、何地以及以何种方式告知男（女）朋友自己疾病的问题。这取决于双方关系的进展程度。在初次见面时，不推荐将自己疾病的所有细节告知对方，只是需要笼统地说自己有胃肠道的毛病。但如果朋友有进一步的疑问，还是应当积极地回应。总之，IBD并不是自己生活的全部。学会放慢交往的节奏，不要强求你的男（女）朋友在得知你有IBD后会立即表示理解接受。但如果对方不愿意继续相处，那他（她）也不是你命中注定的那个人，你所需要的另一半应当是能够和你共渡难关，在疾病的活动期支持和帮助你的人。

我能结婚吗？

IBD患者的婚姻关系可能会有一些波动。当病情加重时，家庭的理解和支持显得尤为重要。患者可能会长时间频繁地占用洗手间，做家务活动及照料儿女时力不从心。但患者需要明白，无论有无IBD的存在，在任何婚姻关系中，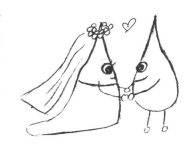双方都会或多或少有冲突，经历了磨合期后，婚姻关系终将会达到一个平衡点。避免抱怨自己的丈夫或妻子频繁占用厕所，不要为家庭成员是IBD患者而感到尴尬，夫妻双方共同努力，经历风风雨雨后，婚姻关系将更加坚不可摧。

不少IBD患者，尤其有瘘管、狭窄形成的克罗恩病患者可能需要手术，这将会是对婚姻关系的一个重要考验。IBD患者术后可能会更加依赖伴侣的协助，伴侣可以积极参与患者的治疗过程，包括和医生沟通，了解IBD患者即将接受的手术，术后可能会对生活带来的影响，共同做出最佳的决定。如果条件允许，那可以和社区医生、护士进行沟通，定期寻求上门帮助。

性生活中需要注意什么？

成年IBD患者的性欲望降低并不少见，这一难以启齿的并发症可能会影响夫妻之间的感情。在了解IBD影响性生活的可能原因后，夫妻双方共同努力，仍可以获得正常的性生活体验。

由于有长期的慢性病程、贫血及营养不良，IBD患者在发作期会处于一种疲劳的状态；激素的使用会影响性激素的水平，抑制性冲动的产生；一些并发症如瘘管的出现，也会给夫妻性生活带来阻碍。通过口服或静脉补充铁剂、叶酸及维生素B_{12}以改善贫血状态，可以增加患者的氧耐量，使夫妻性生活得以顺利进行。在病情允许的情况下，可逐渐减少激素的剂量，多数患者在激素减至1～2片时，性能力可以得到部分或完全的恢复。对于直肠阴道瘘等可能造成性生活不适的情况，润滑油的使用可能可以改善这一体验。更为重要的是，夫妻之间需进行坦诚交流，IBD患者的伴侣需确信：性冲动的减少并非是个人主观的抗拒，而是由疾病本身造成的。健康的夫妻关系并非仅仅是性的满足，情感的联系和信任更为重要。

我的生育能力会受影响吗？

值得确定的一点是，缓解期IBD患者的生育能力与正常人的是无差异的。其中溃疡性结肠炎的女性患者的生育能力是基本正常的。与IBD相关的盆腔或腹部手术不会影响生育，但可能使生育能力下降的风险增加，这与手术可能影响输卵管功能，导致术后受孕率下降有关；克罗恩病患者在缓解期的生育能力也是基本正常的，活动期的生育能力有所下降，但待疾病缓解后仍会恢复正常。对于男性患者，面临的问题并不像女性患者那样复杂，目前有足够的证据显示，80％服用柳氮磺吡啶（SASP）的男性患者会出现精子异常（表现为数量减少、形态异常、活力下降等），但是在停止服用SASP3个月后即可恢复正常，所以推荐服用SASP的男性患者在停用SASP 3～4个月后可考虑生育，可改服5-氨基水杨酸制剂（5-ASA）。

我应如何正确备孕？

对于 IBD 的育龄期女性来说，制订一个妊娠计划是非常重要的。关于怀孕的时间，应该积极地去规划，无论你的疾病处于哪个阶段，只有怀孕前越健康，在整个围产期成功的机会才越大。首先，你需要找一名对你的病情非常了解的 IBD 专科医生，对你的病情进行评估，如目前你的健康状态是否适合怀孕、体重是否达标等。其次，要与你的医生讨论你正在服用的药物对怀孕有无影响以及如果一旦怀孕，那么药物是否需要进行调整。最后，在整个围产期，你都需要和你的 IBD 专科医生保持密切的随访联系，以便及早发现可能的疾病活动和胎儿是否出现了并发症等。

我该何时受孕？

到底是顺其自然地受孕还是有计划地受孕呢？那么就让数据来回答大家吧！见表8-1。

表8-1　受孕时机与疾病活动的关系

受孕时机	孕期疾病复发的可能性	孕期溃疡性结肠炎处于缓解状态的可能性	孕期克罗恩病处于缓解状态的可能性
缓解期受孕	20%～25%（与非孕期相同）	70%～80%（与非孕期相同）	70%（与非孕期相同）
活动期受孕	50%	30%～50%	33%

由此可见，若在疾病缓解期受孕，同非孕期一样，近80%的 IBD 患者可以平稳度过孕期，且缓解期时间越长，疾病复发的可能性

就越低，即使病情在孕期复发，也仅为轻度且药物对其的控制效果好；若在活动期受孕，孕期出现病情加重或慢性活动状态的可能性较大且药物治疗效果欠佳。

因此，我们建议任何打算怀孕的女性都应当在孕前对自己的健康状态做出评价。对患病女性来说，等病情缓解后怀孕是一种最好的选择，否则如果在疾病的活动期怀孕，那么克罗恩病或者溃疡性结肠炎都会持续进展，甚至会恶化。女性IBD患者在准备生育前应及时与主治医生沟通，必要时及时调整治疗方案，为生育一个健康的宝宝做最大的努力。

怀孕对疾病有影响吗？

目前尚无研究显示怀孕对IBD进程存在长期的不利影响，如果是缓解期受孕，那么疾病的复发率和在非孕期时的是相同的。国外一项长达12年的回顾性研究显示，在怀孕期间溃疡性结肠炎患者病情加重的发生率为34%，而非妊娠期间的为32%，两者之间无明显差异。另外，一项为期13年的回顾性研究亦发现怀孕未对克罗恩病本身产生负面影响，甚至有研究显示怀孕可降低疾病的复发率，减少患者对手术的需求，这可能与怀孕后激素水平的变化对纤维化和狭窄形成的抑制作用有关，并且母体针对胎儿HLA II类抗原的反应似乎可诱导免疫耐受或免疫抑制，从而有利于IBD病情的控制。但是以上结论均来自回顾性研究，有时还存在争论，需要进一步的前瞻性研究来论证。总之，大家不必过分担心怀孕对疾病的影响。

在怀孕期间我该怎样避免IBD复发?

在整个围产期阶段,怀孕最初的3个月和产后(即产褥期)这2个时间段中,IBD最容易复发。那么,怎样才能避免在怀孕期间IBD复发呢?需要注意的是,育龄期的IBD女性应在整个围产期向消化科和妇产科等有经验的专科医生进行妊娠咨询,在妊娠前对疾病进行客观评价,最好是在IBD缓解期计划怀孕,应用药物有效控制病情,从而使之达到并维持临床缓解,这是至关重要的。活动性或复杂性IBD的妊娠女性,则需要进行积极的药物治疗,千万不能因担心药物对胎儿有影响而擅自停药,比起药物的不良作用,疾病活动带来的风险更需引起重视。

妊娠期IBD患者还尤其需要进行贫血监测,建议至少在1年内每3个月监测1次,之后每6~12个月监测1次。即使已经达到临床缓解且炎症指标正常,但贫血复发仍是提示肠道疾病活动状态的指标。若在怀孕前已存在贫血和营养不良等情况,则最好先补充铁剂和维生素等,在改善症状后再怀孕。

有在妊娠后随访的研究中发现,其IBD复发率有所下降。有的妊娠期女性在妊娠期和产褥期初次出现的IBD症状,主要为重型和暴发型,情况极为凶险,需要及时就医,必须引起高度重视。

疾病对怀孕有影响吗?

缓解期IBD患者的妊娠结局和正常人的是一样的。但若在怀孕期间,病情活动时,患者发生早产、自发性流产、死产和胎儿畸形

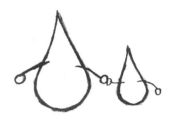

的概率可能会高于正常人的，但目前尚不明确什么程度的疾病活动会影响妊娠结局。因此，非常重要的一点是，如果孕期疾病复发，那么首要的是治疗疾病，而不是持有"不治疗，以避免药物对胎儿有不良反应"这个错误的观念，这是因为有足够的证据显示疾病活动对胎儿的不利影响大于药物对胎儿的影响。我们建议患者务必在孕期做好严格的病情监测，充分了解自己的疾病状况，与患者的主治医生保持密切的联系，一旦出现疾病活动，请马上就医。患者需要知道的是，缓解期越长，对妊娠结局越有利。

我该如何避孕？

处于育龄期的IBD患者需要结合病情选择最佳的受孕时机，在疾病缓解期受孕，获益最大。目前，缺乏关于IBD患者口服避孕药的使用指南，有部分研究显示口服避孕药含有的雌激素和黄体酮会对IBD患者造成不好的影响。因此，推荐使用安全套避孕。另外，不提倡女性患者使用宫腔内节育器，因为当患者出现腹痛时，需要区别是由IBD病情活动造成的还是由放置节育器引起的盆腔炎造成的腹痛。

我打算怀孕，还可以服用治疗药物吗？

担心药物治疗对胎儿有影响，是患者生育期最大的焦虑来源之一。我们遇到一些患者认为孕期应该避免服用任何药物，也有部分患者对生育持有消极的态度，认为药物治疗会影响妊娠结局，从而放弃生育。在此，我们必须强调：IBD患者在怀孕期间的最大威胁不是药物治疗，而是疾病活动！以下，我们罗列了IBD常用的治疗药物的安全性，供大家参考。在整个围产期，请务必向医生咨询与药物安全性相关的问题。

（1）氨基水杨酸制剂。柳氮磺吡啶（SASP）是安全的，但会影响叶酸的摄取和吸收，再加上怀孕期间对叶酸的需求增加，因此，建议IBD患者在整个怀孕期间积极补充叶酸（2mg/d）。5-氨基水杨酸制剂（5-ASA）包括美沙拉嗪、奥沙拉嗪等。目前的研究认为服用不超过3g/d的美沙拉嗪是安全的。局部使用5-ASA（如栓剂、灌肠）也是安全的。

（2）糖皮质激素。怀孕期间是可以服用激素的，激素虽然能通过胎盘，但是会迅速转化为低活性产物。建议大家在孕期选择泼尼松等其他代谢迅速的制剂。布地奈德是一种新合成的糖皮质激素，其安全性较其他糖皮质激素高。虽然有研究显示在怀孕前3个月使用布地奈德，可能会增加胎儿腭裂发生的风险，但是药物使用的利弊需要权衡，以控制IBD症状为主。

（3）免疫抑制剂：硫唑嘌呤（AZA）和巯嘌呤（6-MP）。目前关于孕期IBD患者使用AZA和6-MP的安全性的研究文献很少，也缺乏相关的用药指南。对于孕期能否服用这类药物还存在争议：支持方认为在肾移植和风湿病患者中已有大量证据显示AZA和6-MP很少对胎儿有不利影响；反对方认为动物试验（＞10倍的人体推荐剂量）显示：使用AZA和6-MP对胎儿发生不良作用的比例上升，并且药物说明书上也写明"本药对胎儿有不利影响"。我们的建议是如果你必须通过服用AZA和6-MP才能控制疾病活动，则继续服用。因为疾病活动对胎儿产生的危险似乎大于药物带来的风险，但应告知服用AZA和6-MP的母亲其产下的婴儿的体重可能低于正常儿的，与其他药物联合使用时可能会增加新生儿迟发型感染的风险。如果患者目前的病情长期处于稳定，自己和主管医生商量计划妊娠，那么患者可以考虑暂时停用AZA和6-MP而换用生物制剂继续治疗。总之，需要个体化讨论，当然会尊重患者的意见。

（4）甲氨蝶呤（MTX）。该类药物对胚胎具有广泛毒性，孕期应禁止使用。在服用MTX期间，应该严格避孕，在计划怀孕前至少要停药3～12个月。

（5）沙利度胺（反应停）。与甲氨蝶呤（MTX）一样，该药可致畸，引起胎儿死亡，孕期应禁止使用，在计划怀孕前至少要停药3～12个月。

（6）生物制剂。英孚利昔单抗（IFX）：2015年多伦多共识认为在妊娠期间无特殊情况下可以持续使用IFX，对于复发风险较低的，可以在22～24周使用最后一次。若在停用期间有疾病活动，可用短期激素治疗并用5-ASA维持。如果孕晚期使用IFX，那么可能导致感染或新生儿期疫苗接种反应欠佳，所以暴露于IFX治疗的婴儿在前6个月内不应该进行活疫苗接种。

（7）抗生素。大家对孕期使用抗生素恐怕有顾虑，但是当出现感染或脓肿时，由医生评估后可以决定是否使用抗生素。最新的多伦多共识建议，对肛周脓肿需用抗生素治疗的克罗恩病妊娠女性，建议使用甲硝唑和（或）环丙沙星。

（8）通便药和止泻药。对于一些孕期需要行乙状结肠镜检查的患者，我们不建议在检查前服用枸橼酸镁或聚乙二醇（PEG）等清洁肠道的药物，其安全性有待考究。目前已知的风险是可能会造成电解质失衡和脱水。在孕期，尤其是在孕早期，应禁止使用止泻药物，药物可能会造成新生儿畸形。美国食品药品监督管理局将通便药和止泻药归为X类药物，即为孕期禁止使用的药物。

总而言之，由于IBD的治疗非常个体化，治疗方案因人而异，所以在妊娠期用药时务必要咨询主治医生，建议患者每1～2个月行胎儿检查，妊娠到第4～5个月时，做孕中期畸形筛查及先天愚型的唐氏筛查。通过医患共同监控，能有效地监控孕妇的高质量妊娠，若有异常，可行早期干预或终止妊娠，这也是有效防止药物不良反应的手段之一，能帮助患者顺利度过孕期。

怀孕时，相关检查还能做吗？

患者在怀孕期间，病情可能会加重，在必要的时候，医生希望患者做一些检查来有效地评估病情，以更好地帮助治疗疾病。值得说明的是，如果你已经是确诊的IBD患者，那么在孕期即使疾病复发，一般也很少需要通过影像学检查和内镜检查来判断，因为通过实验室检查和临床经验也可以判断疾病活动。由于妊娠会引起一些实验参数的改变，如血沉速度加快、红细胞比容下降、白蛋白减少等，因此可选择粪便常规、粪便培养、粪便钙卫蛋白等指标来判断疾病活动，其中粪便钙卫蛋白检查因与肠镜相关性较好，取样方便，敏感性及特异性高，可在短期内重复检测而被推广应用。

但是，如果你还未被确诊，在孕期出现IBD的症状时，出于迫不得已，医生可能会选择影像学检查和内镜检查来帮助确诊。

（1）影像学检查。影像学检查分为电离辐射型和非电离辐射型，前者包括腹部平片、计算机断层扫描（CT）等，后者包括磁共振（MRI）、超声检查等。由于电离辐射可能会造成细胞死亡、畸形等，所以在整个孕期应尽量避免电离辐射检查。目前，没有研究报道MRI和超声检查会对胎儿产生不利影响，但远期效应还是未知的。

（2）内镜检查。为避免内镜检查引起自发性流产、死胎、穿孔、医源性妊娠终止、早产，一般推荐在怀孕第4～6个月时进行。全结肠镜检查：目前没有相关指南，现有的研究因样本量限制的不确定性，我们并不明确在孕期行结肠镜检查是否安全。乙状结肠镜检查：大量的研究数据表明，在孕期行乙状结肠镜检查是安全的。病变靠近直肠时，行乙状结肠镜检察时可以用温水灌肠从而进行肠道准备，不服用清肠剂（目前并不知道孕期清洁肠道药物的安全性）。

在怀孕期间如何补充叶酸？

由于多种因素的作用，IBD患者容易出现营养不良，处于妊娠期的IBD患者则更应注重营养问题。妊娠期营养缺乏会对胎儿造成不利影响。孕期需要注意补充叶酸，特别是针对服用柳氮磺吡啶的患者，应服用高于正常推荐量（2～5mg/d）的叶酸以预防胎儿神经管缺陷。另外，鱼油补充剂可用于预防流产，以减少妊娠期IBD患者早产和流产的风险，但因其不属于药品，故尚未被美国食品药品监督管理局批准推荐使用。

怀孕期间可以做手术吗？

当患者在怀孕期间出现穿孔、脓肿、严重出血、梗阻时，可能避免不了需要进行手术，这时患者可能会担心、害怕、逃避，但是需要知道的是，无法持续控制的疾病活动有时对胎儿的危害更大。妊娠中期（6～9个月）被认为是较为安全的手术时期。当然，在非紧急情况下，药物治疗仍是首选。

孩子会遗传我的病吗？

很多患者因担心疾病遗传给孩子而放弃生育，其实有多种因素参与了IBD的发生，而不仅仅是遗传基因的易感性。对于克罗恩病患者，同卵孪生的发病一致性为44％～50％，异卵双生的发病一致性为0～3％；对于溃疡性结肠炎患者，同卵孪生的发病一致性为6％～14％，异卵双生的发病一致性为0～5％；若父母一方有溃疡性结肠炎或克罗恩病，则子女患病的概率为7％或9％；若父母均为溃疡性结肠炎或克罗恩病，则子女患病的概率为35％。

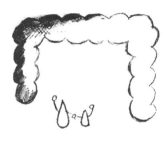

也许，当看到这些数据时会感到害怕和焦虑，但我们需要正确理解这些数据，它只是你的孩子在他（她）的一生中可能发病的概率。我们知道，IBD的发生是多种因素作用的结果，如环境、饮食、免疫等，因此，生育一个健康的孩子的概率还是非常大的。

我能顺产吗？

顺产也称自然分娩或阴道分娩。很多患者在选择分娩方式时，常常会觉得阴道分娩可能会诱发肛周和会阴病变，影响妊娠结局。殊不知，即便是选择剖宫产，也不能让克罗恩病患者避免发生肛周病变，因为它本身就是疾病的并发症之一。IBD并不是剖宫产的指征，大多数情况下患者是可以进行阴道分娩的。有调查显示，阴道分娩和会阴切开术会造成活动期肛周病变的克罗恩病患者出现肛周伤口无法愈合、直肠-阴道瘘等不良后果，因此，处于活动期肛周病变的克罗恩病患者可以考虑行剖宫产。另外，行全结肠直肠切除加回肠储袋肛管吻合术的女性患者，为减少肛门括约肌损伤，还是选择剖宫产为好。

总之，IBD患者在选择分娩方式时，要坚持以个人为基础（考虑生育史、骨盆大小、胎儿体重及是否有其他妇科并发症等），坚持主要由妇产科医生决定为原则。

产后会阴肛门如何护理？

克罗恩病患者易并发肛周疾病，患者产后因肛周会阴皮肤薄，产褥期恶露持续时间长，会阴私密处通风差等而更加容易出现会阴及肛周皮肤红肿、破溃，易引发局部感染从而诱发疾病活动，增加产妇的痛苦。所以，患者产后更加要做好个人卫生保健。对于患者产后会阴肛门护理，我们有以下建议。

（1）穿棉质内裤，要勤更换、勤清洗。内裤沾染上的分泌物干燥后会结成硬壳，活动时会刺激肛周皮肤从而造成新的损伤。

（2）勤换会阴垫，阴道用合适的会阴冲洗液冲洗，每次便后用温水浸湿柔软的毛巾，轻柔擦去粪便及污物，避免来回用力、反复擦拭。使用温水坐浴。保持局部皮肤干燥，如果有红肿破溃，那可以涂抹婴儿的护臀软膏。

（3）当肛周红肿破溃、分泌物多时，及早寻求肛肠专科医生的帮助，以免耽误病情。

我能不能进行母乳喂养？

由于担心药物通过胎盘进入胎儿的血液循环，从而影响胎儿健康，很多产后患者困惑是否能够进行母乳喂养。在孕期和哺乳期服用的药物决定了患者是否能够进行母乳喂养及母乳喂养的时间。

大部分IBD治疗药物虽然在母乳中可少量检出，但其影响微乎其微。如：柳氮磺吡啶（SASP）和5-氨基水杨酸制剂（5-ASA），很少会进入母乳，服用它们时是可以安全哺乳的；糖皮质激素在母乳中的含量极低，对新生儿的影响小，较为安全，对于激素服用剂量超过20mg/d者，可在服用激素4h后再哺乳，以进一步减少乳汁中的药物浓度；使用抗肿瘤坏死因子抗体治疗也不会影响母乳喂养。重要的是也有一些药物，在服药期间是明确禁止患者进行母乳喂养的，如甲氨蝶呤（MTX）、环孢素、沙利度胺（反应停）对婴儿的免疫系统有抑制作用并有致肿瘤发生的风险，属哺乳禁忌药物。另外，最新的共识认为使用硫唑嘌呤（AZA）的患者可以进行安全哺乳。关于甲硝唑和环丙沙星哺乳安全性的临床资料缺乏，建议尽量避免使用这两种药物。我们建议，患者在母乳喂养期间需要注意以下内容。

（1）向你的医生了解哪些药物在哺乳期使用是安全的，保持愉快的心情，减轻因药物知识缺乏而产生的焦虑，建立母乳喂养的信心。

（2）加强饮食营养：IBD产妇营养吸收能力弱于普通产妇，容易出现叶酸、脂溶性维生素、钙剂、铁剂的缺乏。因此，应注重微量元素的补充，必要时口服肠内营养粉剂以满足机体需求，确保母乳的质量。

（王华芬　厉书岩　张苏闽　方　建）

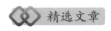

精选文章

母亲，谢谢您

马 力

在我们成长的道路上，有一个词语最为亲切，有一声呼唤最为动听，有一个人最需要感恩，她就是——母亲！母亲把爱寄托在无限的唠叨中，如涓涓细流滋润幼苗成长。

对于 IBD（炎症性肠病）患者来说母亲是很伟大的。回想求医问药的历程，无论是风霜雪雨还是烈阳高照，不论是一分一秒还是年复一年，母亲都愿意带着我四处寻医，希望给我最好的治疗。在无数个漫长的黑夜里，都是母亲紧握我的双手，告诉我不要担心，一切都会变好；在无数个医院病房门口，都有母亲孤单落寞的身影，她在半夜偷偷低声哽咽，轻声诉说着心中的苦楚；在无数个佛塔灯油前，都有母亲虔诚的祈祷、五体投地的跪拜，期待着奇迹的降临。

对于 IBD 医生来说，母亲更是伟大的，有了她们的支持，自己才能够全心全意地扑在 IBD 事业上，才能帮助更多的患者！

母亲，你的爱将伴随我行走一生，无论将来漂泊的足音敲响何方，它都会一如既往地温暖我的心灵。那是如太阳一般亘古不变的爱，是生命中唯一的永恒，也如同明亮纯净的日光，永远照亮我前行的道路！

Part 4　共　存

第9章　自我管理

　　自我管理是患者在应对慢性疾病过程中发展起来的一种能力，包括控制症状、监测治疗、调节行为和情绪，以及改变生活方式。它能够给健康结局带来积极的影响，减少医疗花费。而 IBD 患者的生理、心理、社交、情感等方面的功能均有不同程度的下降，同时，患者疾病负担重，个人生活质量受到严重影响。欧盟于 2001 年建立网络平台（www.constant-care.dk），采用远程网络技术为患者提供预防、诊断、治疗和随访服务，帮助溃疡性结肠炎患者提高自我管理能力和生活质量。这就意味着患者本人必须积极地参与疾病的管理和护理过程中，而不再是传统意义上被动的接受者。本章旨在帮助广大 IBD 患者完成从被动的接受者向主动的健康管理者的身份转换。

如何看懂钙卫蛋白、血红蛋白、血炎症指标？

　　钙卫蛋白（calprotectin）是一种来源于中性粒细胞和巨噬细胞的含钙蛋白，其表达具有组织或细胞特异性，可作为急性炎性细胞活化的标志物。它可以存在于血浆和粪便中，由于 IBD 患者主要发生的是肠道的炎症性病变，粪便中钙卫蛋白的含量可以成比例地反映胃肠道中性粒细胞的迁移状况。钙卫蛋白在 IBD 患者粪便中特异性升高并能长期保持稳定，在常温下可以保存1周。因此，粪便钙卫蛋白成为IBD的诊断标志物。粪便钙卫蛋白可用于评估克罗恩病术后患者的内镜复发情况，且作用明显优于C反应蛋白。同时，粪便钙卫蛋白检查有助于判断患者是否需要内镜随访，这样能帮助患者选择更合适的时间进行内镜检查，发挥更大的价值。

粪便钙卫蛋白与肠镜的相关性较好，取样方便，且对IBD具有较好的敏感性和特异性，对鉴别炎症性和非炎症性肠道疾病有一定的临床应用价值。

因此，粪便钙卫蛋白检查可为克罗恩病或溃疡性结肠炎的诊断、鉴别及随访提供可靠的依据，值得推广应用，但不能完全替代内镜，内镜是随访的金标准。

血红蛋白是人体内负责运载氧的一种蛋白质，是使血液呈红色的蛋白质。血红蛋白重量占红细胞干重的97%，占总重的35%。成年男性的血红蛋白浓度正常值是120~160g/L，成年女性的正常值是110~150g/L。一般来说，成年男性的血红蛋白浓度值<120g/L，成年女性的血红蛋白浓度值<110g/L，为贫血。根据血红蛋白降低的程度，贫血可分为四级：轻度（血红蛋白浓度值>90g/L）、中度（血红蛋白浓度值为60~90g/L）、重度（血红蛋白浓度值为30~<60g/L）、极度（血红蛋白浓度值<30g/L）。贫血患者最早出现的症状有头晕、乏力、困倦，而最常见、最突出的体征是面色苍白。

IBD患者常用的血炎症指标包括红细胞沉降率（ESR）和C反应蛋白（CRP）。ESR作为较多使用的炎症血清标志物，存在一定的局限性。首先，ESR的检测依赖于血浆的浓度、红细胞的数量和体积。同时由于其半衰期较长，诸多因素均可影响其水平波动，如年龄、贫血、吸烟和药物等。因此，用ESR判断IBD炎症状态的敏感性和特异性不尽如人意。CRP是机体在急性时相的反应性蛋白质，在发生细菌感染和机体损伤时其血清表达水平会显著升高。研究表明，IBD患者的血清CRP水平显著升高，尤其是活动期患者的CRP表达水平显著高于缓解期的，且与病变严重程度正相关。因此，CRP是评价IBD活动性的有效指标之一，在鉴别活动期和缓解期克罗恩病上显示了较好的效果。但是，在克罗恩病和溃疡性结肠炎的炎症反应性方面，CRP存在着显著的不均一性。CRP与溃疡性结肠炎患者的疾病活动的相关性较差，而与克罗恩病患者的疾病活动的相关性较高。建议对于每一次的化验结果均请IBD专科医生会诊解读，以帮助患者更好地控制病情和维持缓解。

如何整理化验单和检查单?

每次门诊看病回来，都带回许多化验单和检查单，单子那么多，检查项目那么复杂，感觉怎么也整理不好，有没有好的办法呢?

办法1：将重要结果摘录在常见的化验报告记录表上，从而轻松知晓病情走向（见表9-1）。

表9-1　常见的化验报告记录表

姓名：　　　　　　　　　　病案号：

时间	血常规				C反应蛋白或超敏C反应蛋白	血沉	钙卫蛋白	肝功能			体重	用药情况（药名＋剂量）
	白细胞	血红蛋白	血小板	红细胞压积				谷丙转氨酶	总胆红素	白蛋白		

　　办法2：分类各类检查单，按时间先后顺序放置，近期的放在上层，最久远的放在底部。如有条件的话，可以将同类检查单，特别是对于IBD患者来说比较重要的内镜检查单、病理报告等，粘贴在如下的表格（表9-2）。对于一些重要的检查单，可以用手机拍下备份。

表9-2　检查单粘贴单

序号	内容
1	
2	
3	
4	
5	
6	
7	
8	
9	
10	
11	

如何认识体重与IBD的关系?

　　体重主要包括脂肪、骨骼、肌肉、内脏和水分的重量，其中任何一个成分改变都会导致体重变化，如脱水（节食、出汗、服用利尿药、导泻或限制饮水）可以使身体水分减少，从而使体重减轻。IBD患者普遍存在营养不良，营养不良并不一定意味着体重减轻，但体重却能在一定程度上反映营养状况。

如何测量体重?

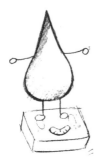

　　体重的波动受很多因素影响，同一个人的体重在一天之内的不同时刻可以相差1kg以上，比如吃饭或喝水前后、睡觉前后、大小便前后所称量的体重就会有所差异。在测量体重时，应选择在每日、每周或每月的相同时间点以及在相似条件下进行。最好选择在清晨起床排便后、早餐前，或沐浴后赤脚穿内衣裤时进行称量，每次使用相同的体重秤以避免误差，并记录下当时的实际体重，然后再和以往的记录进行比较。建议患者在体重秤旁的墙上贴一张体重趋势图（图9-1），方便记录每天的体重数据。

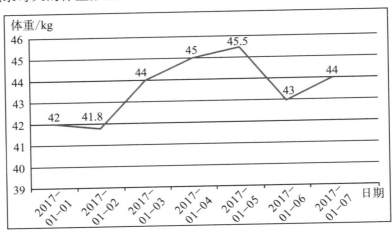

图9-1　体重趋势

　　身体质量指数（body mass index, BMI）评估既是筛查工具，又是评估工具，不需要进一步的创伤性检查，被广泛用于评估老年体弱患者的营养状况。计算方法：体质指数（BMI）＝体重（kg）÷身高的平方（m^2）。BMI＜18.5，则判断体重过轻；18.5≤BMI＜24，体重处于正常范围；24≤BMI＜28，体重超重；BMI≥28，则判断为肥胖。营养不良是IBD患者最常见的全身症状之一，在对患者进行营养评估时，BMI是评估IBD患者是否存在营养不良的重要指标。

怎样才能拥有优质的睡眠？

昼夜节律是自然界从简单的单细胞生物到各种动物直至复杂的人类中最普遍存在的一种自然现象。它是身体内部的时钟，通过控制能量、生长、情绪和衰老来调节器官活动以及休息的周期。睡眠是昼夜节律里的重要一环。良好的睡眠是维持人体健康和机体功能正常的必要条件，但是现代生活方式的改变使得睡眠障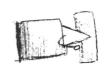碍的发生日趋增多。研究显示，78%的IBD患者常伴有入睡时间延长、夜间觉醒次数增加、睡眠时间缩短等睡眠障碍。有研究发现，睡眠障碍是引发IBD患者病情复发的重要危险因素之一，睡眠质量低的克罗恩病患者在6个月内疾病的复发率比睡眠正常者的高2倍。

优质的睡眠离不开良好的外界环境和个人心理准备。

（1）环境准备。创造一个安静、安全、清洁、舒适的环境。保持通风和适宜的温度、湿度，改善床单用品的软硬度，尽量满足患者的个人习惯，保持床单清洁、干燥、平整。必要时，选用轻松、舒缓的轻音乐帮助入睡。

（2）睡前准备。在每天固定的时间里，让自己维持平静的心情，沐浴后，换上舒适的衣物，关灯或保留睡觉时的小夜灯，确保家中没有噪声或其他会打扰睡眠的意外情况，盖好被子平躺，闭上双眼，逐渐放松身体。

（3）心理准备。内心焦虑不安会直接影响睡眠质量。因此，在日常生活中，IBD患者应加强和家属、朋友的感情交流，在情绪紧张的时候，建议做放松训练，先从双手开始，吸气（持续10s）时逐渐握紧拳头，吐气时缓缓放松，借此可感受紧张与放松的感觉，然后再利用此方法，充分放松头颈部、胸腹及四肢，反复8~10次，使自己达到精神充分放松的状态。

慢性疾病的睡眠管理是疾病管理的一个重要环节，如果患者觉得自己存在睡眠障碍等相关方面的问题，那就请尽早就医，除医学专家外，更需要睡眠专家、疼痛专家、精神心理学专家等的帮助。

我需要关注体温吗？

IBD患者发热往往与肠道疾病活动及继发性感染有关。中重度溃疡性结肠炎患者在活动期常伴有低度至中度发热，高热多提示并发症或见于急性暴发型；克罗恩病常见的全身表现之一是发热，部分患者甚至在较长时间内发生不明原因发热后才出现消化道症状，少数呈弛张高热，伴毒血症。关注体温变化，能有效帮助临床医生判断病情变化。

体温自我监测以测量基础体温为主，即人体在经历较长时间（大于6h）的睡眠后醒来，尚未进行任何活动之前所测量得到的体温为基础体温，基础体温通常是人体一昼夜中的最低体温。发热（口腔温度）可分为4级：低热（37.5～38.0℃）、中等热（38.1～39.0℃）、高热（39.1～41.0℃）和超高热（41.0℃以上）。每日测量后进行记录（趋势图记录），当自我感觉有发热症状时，立即测量体温和记录，并及时就诊。建议患者准备一本体温记录本，每天记录体温并画趋势图（图9-2）。

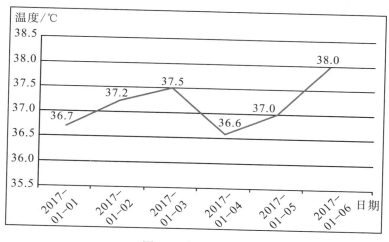

图9-2 体温趋势图

我该如何做好保留灌肠?

保留灌肠是治疗溃疡性结肠炎的重要方法之一，目的是灌入药液，使其保留在直肠或结肠内，通过肠黏膜吸收以达到治疗的目的。

灌肠液根据医嘱准备，溶液温度以39～41℃为宜。

（1）用物准备。灌肠筒，液状石蜡，较细肛管（20号以下），手套，水温计，纸巾。

（2）自身准备。排便、排尿后休息30～60min后进行灌肠。

（3）步骤。

①洗手，准备灌肠液。

②体位：病变在直肠或乙状结肠者取左侧卧位，回盲部者取右侧卧位。安置卧位后双腿屈曲，褪裤子至膝部，臀部抬高10cm，臀下垫纸巾。

③深呼吸，轻轻插入肛管25～30cm，固定肛管，缓缓注入灌肠液，注入完毕后反折灌肠管，灌肠筒再吸取药液，松灌肠管后继续注入药液，如此反复直至溶液注完。

④药液注入完毕，拔出肛管，用卫生纸在肛门处轻轻按揉片刻，卧床休息，尽量忍耐，保留药液1h以上。

我该如何做好坐浴？

中药坐浴是中医治疗肛门疾病的传统方法，一般用中药煎好后，药汁与水按照比例兑好。先熏洗后泡，也就是坐在盆内熏洗患病处。中药坐浴具有抗菌消炎的作用，熏洗液直接接触患处，药物可经皮吸收，通过理化作用促进血液循环及淋巴回流，使水肿消退，肿痛减轻，调节皮肤的新陈代谢，促进创面愈合。

中药液根据医嘱准备，溶液温度以40℃为宜。

（1）用物准备：坐浴盆。

（2）自身准备：排便、排尿，清洁下身。

（3）方法：准备好中药液并将其置于坐浴盆，做好自身准备后趁热坐于坐浴盆上，一日2次，每次的坐浴时间控制在5～10min，家属在旁边陪护以防止头晕、摔倒等意外情况发生。

提肛运动怎么做？

多数IBD患者会有合并肛肠疾病。提肛运动在治疗肛肠疾病中的应用方法简便，且疗效可靠，可随时随地进行，拥有独特的优势，不仅可以增强血液循环，同时还可以锻炼整个盆腔肌肉，对IBD人群均适宜。

提肛运动就是人为有规律地收缩肛门及会阴部肌肉，将肛门聚合起来。具体方法：吸气与呼气相配合，全身放松，专心于此，夹紧大腿部肌肉，吸气时需适当用力，像忍大便一样，主动提升肛门及周围肌肉，随后闭气8s左右，呼气时一起放松。提松各1次为一个循环，不配合呼吸而随意收缩亦可。建议每天可重复3～5次，每次要求30～40个循环。

在提肛运动的操作过程中患者自身的主动性占据关键，坚持做提肛运动可预防和治疗痔疮、便秘、腹泻、脱肛等疾病，且疗效显著，无副作用。

出现什么情况时我需要就医？

每个医院对住院患者的指征是有差异的，一般需要住院的有以下两种情况：一是诊断不明的首次就诊患者；二是诊断明确的，用药过程中出现较严重的临床症状的或提示可能出现并发症的，如便中带血或黑便、腹痛、腹泻、发热、乏力等的患者。

刚出院的患者大部分需在1～2周内到医院来复诊，也可以根据出院小结上的时间提示来院就诊。

至于就诊间隔的时间也是需要根据患者病情来制定的。住院期间没有加用激素和（或）免疫抑制剂的患者，或者平时未服用激素和免疫抑制剂，且无腹部不适及无血便等临床症状的患者，其病情稳定，建议每2～4周复诊一次即可。

如果出院带的药中有激素和（或）免疫抑制剂，且是第一次应用的，在用药的第1个月，每周均需到医院复诊并且做相关的血化验（如血常规、肝功能等），第2个月可以每2周化验一次，第3个月及以后可每月或者更长时间（2个月及以上）监测化验一次，依据具体情况延长化验时间或者依据个体情况而定。

以下均是临床急症症状，如不幸有，则建议立即到医院就诊。

（1）便血，是指大便中见有较多的血迹，可伴有粪渣（而不是便中带血或便纸带血）。

（2）腹痛。出现剧烈的腹痛，不论是一阵一阵的还是持续的，均需立即就诊；或者出现与以前不一样的腹痛，如频率、性质、持续时间等不一样，也需要就诊。

（3）腹胀。空腹或进食后腹胀难忍均需立即就诊，可同时伴有恶心、呕吐等不适。

（4）肠镜检查后的病理报告，如有低（高）级别瘤变或者不典型增生等字样的，均需尽快就诊，可能需要手术治疗。

（5）高热、明显的乏力、皮肤溃疡等肠外或全身症状出现时，均需重视，尽快就诊。

注射疫苗时我需要注意什么？

疫苗是指为了预防、控制传染病的发生、流行，用于人体预防接种的疫苗类预防性生物制品。IBD患者本身存在免疫功能紊乱，且往往需要长期使用激素或免疫抑制剂治疗，而疾病本身的特殊性及药物使用均可能增加感染的风险。因此，更应该重视免疫接种的问题。重点关注疫苗的种类和注射的时机。

（1）疫苗的种类。疫苗可分为活疫苗、死疫苗、类毒素疫苗等。如麻腮风疫苗、口服脊髓灰质炎疫苗、黄热病疫苗、伤寒疫苗、水痘疫苗、卡介苗等属于活疫苗，建议在使用免疫制剂类药物之前接种，避免在使用免疫制剂类药物的同时接种；狂犬疫苗、灭活的流感疫苗或肺炎球菌疫苗等死疫苗是相对安全的，但免疫制剂类药物的使用可能会降低疫苗效果；破伤风疫苗等属于类毒素疫苗，在免疫低下人群中使用相对安全。

（2）注射的时机。克罗恩病患儿与普通儿童一样应按照疫苗的接种指导完成相关疫苗的接种。接受免疫抑制剂尤其是生物制剂治疗的儿童，最好在接受治疗前完成常规的计划免疫接种。对于死疫苗，至少在用药前2周接种；对于减毒活疫苗，至少在用药之前4周接种。而在免疫抑制类药物使用过程中遇到突发情况需要注射疫苗时，如被狗咬伤时需注射狂犬疫苗或者发生需要注射破伤风疫苗等的突发事件时，请及时告知医生以获得必要的指导。

插管期间如何保持口腔卫生？

在禁食的情况下，口腔里面的细菌仍会繁殖，有些细菌会释放酸性物质，对牙齿造成比较大的危害，形成龋齿、牙龈炎、冠周炎等慢性牙科疾病。嚼口香糖也不能代替刷牙，口香糖可以使口气暂时清新，但并非所有的口香糖都有抑菌作用，更不能代替刷牙。刷牙是最基本、最有效的口腔保健措施，且成本低。建议在插管使用全肠内营养期间继续保持刷牙的好习惯，坚持每日至少有效刷牙2次。

如何正确复诊？

针对IBD的不同的类型、不同的疾病阶段以及不同的治疗方法，其复诊要求是不同的。

如果是克罗恩病患者，不管是应用生物制剂还是应用激素和（或）免疫抑制剂，常规在8周左右复诊、复查相关血化验。应用生物制剂的部分患者，可能需要在用药后第8～16周复诊内镜检查来评估用药的有效性。第6～12个月复诊、复查内镜或小肠相关性检查。结肠型克罗恩病患者，需每2年复查一次肠镜。一直在服用美沙拉嗪或（和）局部用药（美沙拉嗪栓剂或者灌肠液）的溃疡性结肠炎患者，在用药第2～4周复诊、复查血常规、肝肾功能、尿常规等血化验，以后可每3～6个月复诊、复查一次相关血化验；应用免疫抑制剂或生物制剂者参考克罗恩病患者的复诊要求；病程超过8年的溃疡性结肠炎患者，需每2年复查一次肠镜；如果同时合并原发性硬化性胆管炎的，那么无论溃疡性结肠炎病程是多长，确诊后均需每年复查一次肠镜。

特别需要注意的是，在用药过程中出现血化验的各种异常或出现各种异常不适的感觉时，均需要咨询医生，以期能制定进一步的治疗措施或监测手段。

（马　燕　叶　俊　王小英）

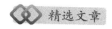 精选文章

IBD 患者的疾病自我管理

北秋之语

"我最近好像又有点梗，可以自己加激素吃吗？"这是一位刚撤下激素的病友问我的问题。

"为什么我用了类克，第三天还是腹泻不止？那么贵的药是不是对我无效？"这是 IBD 病友群里一位年轻患者的提问。

"我在进行肠内营养治疗的时候，能吃东西吗？"这是好多需要营养支持治疗的病友们第一次接触鼻饲时候的疑问。

回顾过去的日子，虽然在 2009 年术后，我的疾病在不知不觉中活动了 2 次，但是总体来说因为干预及时，治疗方案准确，并没有造成很严重的并发症。记得术后第一次病情活动的时候，同住一个病房的一位患者老先生对我说："某某医院都是因为没有症状而不怎么让你住院治疗的。"我不得不承认我向来认为的"症状不严重，按时服药就可以了"的观念，外加对这位老先生所说的话的错误理解，在今天看来是完全有悖于如今 IBD 的诊治理念的。

那么结合自己的实际情况，我们应该如何来管理自己的病情呢？

一、管理好自己的病史

对疾病知识的学习是学会自我管理，是实现和自己的 IBD 医生有效沟通的第一步，也是最基础的。我的学习是从一张简单

的 Excel 表格开始的，表格里面的各项指标是北京协和医院的
IBD 专科医生李玥大夫给我们这些她治疗的患者们用以监测和管
理病情的。

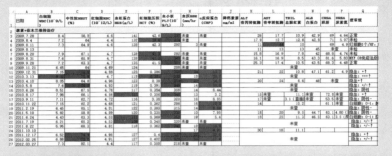

从这张表上，我们可以看到，虽然术后到第一次疾病活动
期间，我时不时是有一些腹痛、腹泻的症状，但这都很容易从
血小板、C 反应蛋白以及便隐血中反映出来。然而，因为对内镜
复查的排斥以及对疾病知识的不了解，我也许做到了对这些数
据的监控，但是没有做到及时复诊随访对疾病进行干预，便导
致了我术后的第一次病情活动。然后值得庆幸的是，这次对疾
病的干预来得还算及时，让我有了更多时间去缓解疾病。

在基本掌握了血液指标和自我症状的结合评估后，IBD 专科
医生会根据我们的病情给出治疗方案。最初要查看自己是否耐
受相应药物的治疗，并且在治疗初始的前 3~6 个月中应该积极
回医院随访，进行内镜、CT、MRI 等检查。评估治疗方案对每
一位患者是否有效就显得尤为重要，因为个体化合理的治疗方
案是我们在与疾病共存的这条漫漫长路上最重要的战友。即便
日后疾病趋于症状缓解时，一年一次的常规内镜和影像学评
估，对于我们监控病情来说也是一项必不可少的工作。

二、管理好自己的用药史

这位病友由于最近又有些疲劳和轻微梗阻症状出现，问我他自己能不能加激素的时候（据我了解，他的情况是刚撤下激素没多久，和我当年术后一样，使用了硫唑嘌呤尝试维持治疗，并且在近期加上了反应停进行联合治疗），我告诉他不能擅自增加激素，而应该尝试用其他免疫抑制剂替换激素，对于自己的疲劳感，尝试加强营养治疗。这使我回忆起我曾经漫长的激素减量过程（见下面的记录表格），直到使用生物制剂才使我彻底换掉了2年多无论如何都减不下去的激素。所以，做好自己每个时期的用药记录，对应前面所述的监测指标，能更加方便我们的医生快速给予我们一个合理的治疗方案。

记得曾经有一位消化科的医生查房的时候问我："为什么不用硫唑嘌呤？"那个时候我微笑地告诉她：我用了2次，每次2年左右，但是疾病都得不到有效、长期的缓解，所以可能这个

克罗恩病治疗 [血项指标]

日期	事件	用药	备注（症状）
2009.7.11	开始口服激素和倍木兰治疗	倍木兰（硫唑嘌呤片）50mg×1/d 醋酸泼尼松片 40mg×1/d 阿法骨化醇软胶囊 0.25ug/d 协达利（碳酸钙片）1片×3/d	
2009.7.30	出院回家观察治疗	美肠安（枯草杆菌二联活菌肠溶胶囊）2粒×3/d	
2009.7.24	激素减量5mg至35mg/d	倍木兰（硫唑嘌呤片）50mg×1/d 醋酸泼尼松片 35mg×1/d 阿法骨化醇软胶囊 0.25ug/d 协达利（碳酸钙片）1片×3/d 美肠安（枯草杆菌二联活菌肠溶胶囊）2粒×3/d	
2009.7.29	孙玥大夫复查	倍木兰（硫唑嘌呤片）50mg×1/d,隔天100mg×1/d 醋酸泼尼松片 35mg×1/d 阿法骨化醇软胶囊 0.25ug/d 协达利（碳酸钙片）1片×3/d 美肠安（枯草杆菌二联活菌肠溶胶囊）2粒×3/d	
2009.8.7	激素减量5mg至30mg/d	倍木兰（硫唑嘌呤片）50mg×1/d,隔天100mg×1/d 醋酸泼尼松片 30mg×1/d 阿法骨化醇软胶囊 0.25ug/d	
2009.8.11	AST谷草转氨酶 44，黑出正常最大值4，大便红细胞1个/HP，MYF OB免疫法阳性，HXF OB化学法阴性（-）		
2009.8.12	复查	同上	建议重查肝功能加药
2009.8.15		倍木兰（硫唑嘌呤片）100mg×1/d, 醋酸泼尼松片 30mg×1/d 阿法骨化醇软胶囊 0.25ug/d 协达利（碳酸钙片）1片×3/d	协和肝功能结果正常
2009.8.21	激素减量5mg至25mg/d	倍木兰（硫唑嘌呤片）100mg×1/d, 醋酸泼尼松片 25mg×1/d 阿法骨化醇软胶囊 0.25ug/d 协达利（碳酸钙片）1片×3/d	
2009.9.4	激素减量5mg至20mg/d	倍木兰（硫唑嘌呤片）100mg×1/d, 醋酸泼尼松片 20mg×1/d 阿法骨化醇软胶囊 0.25ug/d 协达利（碳酸钙片）1片×3/d	
2009.10.1	激素减量2.5mg至17.5mg/d	倍木兰（硫唑嘌呤片）100mg×1/d, 醋酸泼尼松片 17.5mg×1/d 阿法骨化醇软胶囊 0.25ug/d	

药物在我身上的效果不佳。当然，我不是她的患者，她不是IBD专科医生，而她也只是例行教学查房，所以记不得我的用药情况也很正常，但作为我们患者自己，只有通过这样才能和医生进行有效沟通，不是吗？

三、管理好自己的情绪

在疾病的活动期，我们会着急、焦虑，就如同文章一开始第二位患者表现出来的情绪一样。其实，我们大可不必担心，任何药物的起效和每位患者自身的病情轻重，以及个体对药物的反应都是不一样的，我们只需要在规定的时间内，及时回医院进行正规的疾病评估，让身体和时间来证明这是否是适合自己的治疗方案，远胜于自己过于着急而带来的精神压力。当我因为疾病活动不能正常投入到工作的时候，阅读也是让我平复情绪的方式之一。每次在接触一个新的药物进行治疗的时候，我会尝试去阅读用药物治疗这种疾病的文章。很多时候，当我们了解更多时，便会减少对未知的恐惧，通过了解自己所用的药物也能更有利于自己的治疗，为自己赢得时间来和疾病斗争，从而取得阶段性胜利。

四、管理好自己的食欲

我自己这么多年来接受的各种药物的治疗，以及到术后第二次疾病活动时候的肠内营养治疗，都让我深刻地体会到肠内营养治疗特别是对于我们克罗恩病患者的重要性。当CT报告提示炎症范围广泛，肠镜报告显示全肠道节段性散在溃疡，体重在3个月内减轻了5kg，生物制剂、激素同时对我进行诱导也不能很快缓解病情的时候，进行肠内营养治疗并配合药物半年后，我的消化道黏膜基本得到修复，炎症情况也得到了很好的控制。一年后再次评估我的病情，病变部位已经成功地局限在很小的范围内。如果此刻需要我回答第三个问题，那么我可以自信地说，疾病活动期坚持鼻饲，诱导缓解，虽然有些残忍和难以坚持，但当病情缓解到一定的程度后是可以慢慢过渡到相对正常的饮食的。

我一开始拒绝加入病友群，也不学习疾病的相关知识，小问题自己扛，等问题严重了就找医生，而如今学会了疾病自我管理，尝试和医生商讨自己的治疗方案，通过自己和医生的共同努力来达到我所期望的生活目标。"预防重于治疗"这个理念应该一直贯穿于我们与疾病共存的一生。

以上观点代表北秋之语的个人观点，仅供参考，各位病友请结合自身情况做好相应的自我管理。

陈焰主任点评：

IBD是慢性终身性疾病，每位患者都应该努力成为自己医疗团队的重要一员。北秋之语为此做了很好的示范，赞！

慢性疾病管理很重要的一点是"预防重于治疗"，根据自己的病情按时监控各项指标是非常重要的。避免长期使用糖皮质激素也是非常重要的一点（作为多年的IBD专家，实在见到太多长期不规范使用激素的患者了），在此呼吁大家务必重视这个问题。

注意重要药物（比如激素、硫唑嘌呤、生物制剂等）的调整。请务必与自己的IBD专科医生仔细讨论，尽量避免自己任意增减或者换用药物。

第10章　社会生活

因为疾病的限制，IBD患者时常感到疲乏，有些甚至拒绝去参加社交，不敢外出，对于后期还要面对的恋爱、婚姻等很多问题，他们感到迷茫、困惑。我们在这里总结病友们的经验，将其分享给大家，希望患病的你能坦然面对自己，面对社会。

我该怎么告诉别人我生病了？

也许，你会顾虑在他人得知自己的病情后，家人会担心、害怕，朋友会另眼相待。如果是已确诊的患者，你可以在一个适当的时机选择一个合适的方式告诉家人、朋友或同事等。

事实上，当家人得知你的情况后，可能会有"悬着的心有地搁"的感觉，因为在这之前他们可能已经发现你身体的不适，正在过分地担心与焦虑，你的如实诉说，终止了他们的胡乱猜想。另外，IBD的发生和基因有关，当你确诊后，意味着家人患该病的风险可能会增加，所以你有必要提醒家人平时要注意对自己身体情况进行监测。

如果你目前还未被确诊为IBD，那么可能需要面临各项检查，就医次数也会增加，各项检查前的准备、挂号等烦琐的事情会困扰你，如果能有家属陪伴在身边，不仅可以帮助你，还能分担你的孤独和无助。总之，我们希望你能大胆、勇敢地告诉家人自己身体的不适。强大稳定的家庭支持可以帮助你在患病后尽快卸下身体和精神的负担，进入被照顾的"患者"角色；也能帮助你进行判断和决策，提高你在治疗疾病过程中的依从性；并能适时缓解你的压力，帮助你建立良好的心理状态，从而有助于提高你的生活质量。

对于知心朋友，如果能向他们说明情况，他们会支持你；相反，如果不断地隐瞒，不断地拒绝他们的邀请，他们反而会对你有误解。对待同事，需要你经过自己的完整判断来决定是否公开。当约会时，你的内心可能会困惑是否应该告诉对方自己的疾病，在关系确立之前，你是有义务如实说明的。不要害怕失去对方，因为人无完人，如果对方无法接受你的不完美，那么你也不必浪费时间去等待。总之，如果能和他们进行良好的沟通交流，那么你也能获得他们的帮助与支持。

不要有所顾虑，每个人都是独一无二的，你只是与众不同而已。

我能寻求哪些帮助？

除了家人、朋友的关爱和鼓励，你还需要抗击疾病的力量和信心。建议参加各种形式的病友会、公益活动、患者之家；加入IBD相关的网络平台互动等；寻求各个医院"IBD诊治中心"志愿者的帮助和爱在延长炎症性肠病基金会（CCCF）的援助。CCCF旗下的志愿者团队由社会公益人士、医护人员、家属和患者组成，满足不同层次的需求。尤其是CCCF志愿者中很多是患者或家属，可以比一般人更理解、更同情和更重视疾病教育，在漫长的治疗和恢复过程中，大家可以相互倾吐，彼此鼓励。这种高情感支持和同理心是另一种形式的医疗补充。以下是常用的中外 IBD 网站和微信公众号，你可以关注自己喜欢的。

国内的网站：爱在延长炎症性肠病基金会（www.cccf4u.org）。

国外的网站：美国炎症性肠病基金会（www.ccfa.org）、欧洲克罗恩病和溃疡性结肠炎组织（www.efcca.org）。

微信公众号：爱在延长炎症性肠病基金会、中山六院常在心、协你同行等。

我很疲乏，该如何休息？

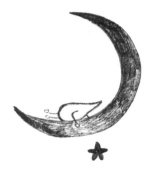

疲乏在 IBD 患者中非常多见并且影响患者的生活质量，特别是在疾病活动期。有规律的休息对缓解疲劳，取得更好的生活质量非常重要。患者应学习在一天内如何分配精力，并为重要的事情预留足够的精力；合理安排休息时间，根据自己的生活方式形成固定的休息规律。许多 IBD 患者存在睡眠障碍，这也会影响患者的精力；此外，IBD 患者的精力缺乏和运动量减少也有关系。保持有规律的、充分的休息是提高患者生活质量的基础；在此基础上，应进行适当的运动。患者家人应该对此理解支持，这对患者也非常重要。

什么样的运动适合我？

很多 IBD 患者存在运动量减少的问题。在耐受的前提下，适度运动不仅可为IBD患者带来身体上的获益，如更加健壮的肌肉和骨骼，也是缓解压力和提高自信的重要方法。IBD患者，特别是年轻的IBD患者应尽可能多参加运动；一般来讲，舞蹈等都是可以参加的。当然，如果患者处于疾病进展期，运动导致乏力、腹痛等症状加剧，则应该减少运动量，并建议换较轻松的运动方式（如散步等）。参加游泳时，注意避免咽入泳池中的水，以免发生腹泻。外出运动时，尽量选取有卫生间的场所，并自己准备好厕纸等物品。如果运动较剧烈，出汗多或有腹泻，则应特别注意补充水分和电解质。

要特别注意某些特殊情况，如长期使用大剂量激素治疗或老年IBD患者可能易发生骨折，一些剧烈的对抗性运动（如足球等）应避免参加。对于这部分人群，建议根据自身情况和医生建议选择强度合适的运动方式。

我可以放心外出吗？

虽然IBD会给患者带来一些不便，但只要做好准备工作，也可以避免外出带来的很多麻烦。对于很多患者来说，应该牢记日常生活和经过的地方的卫生间分布，如果外出到其他不太熟悉的地方，可以通过地图或向朋友了解等方式得知卫生间的分布情况，以便较快速地找到卫生间。每次外出时携带一个应急包，应急包内放入使用的药品、厕纸等。如果处于活动期，腹泻次数较频繁，则尽量避免乘坐公交车、地铁等，以避免不能及时下车。如果外出需要聚餐，则要注意饮食，尽量食用自己可以耐受的食物，避免饮生水以及食用冰激凌和沙拉等容易导致腹泻的食物。

外出旅游要注意什么？

如果你患有克罗恩病或溃疡性结肠炎，那么你可能会发现旅行有时候令人畏惧，但只要有充分的准备，你就可以通过旅行来体验世界的精彩。

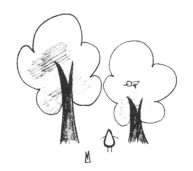

IBD 患者旅游的风险主要有以下几点：旅行期间患者因为胃肠道感染、饮食习惯改变、忘记服用药物或没有 IBD 治疗药物等而导致 IBD 复发。对于使用免疫抑制剂的 IBD 患者来说，万一在其他国家感染了常见的传染病，可能会导致严重后果。

良好的规划和研究将有助于减少这些风险。本节选自 http://ib-dpassport.com/travelling-ibd/travel-and-ibd，将为 IBD 患者提供一些切实可行的旅行建议。

（1）规划你的旅行。

①最好在 IBD 病情稳定时旅游。这将减少病情复发的风险，也可减少你的保险费用。

②确保有合适的旅游保险以保障 IBD 疾病复发所需的费用。

③请你的医生出具一封信，信中概述你的病史和用药情况。

④考虑你的旅游目的地。去美国和去缅甸做背包旅行时需要承担不同的风险，后者需要更多的准备。你要充分考虑你当前的健康状况及你所访问的国家的可用医疗设施情况。

⑤你需要在旅行前接种疫苗吗？也许你需要在旅行前的 8 周时间

里，提前做好规划并去旅游诊所进行相关咨询。你也可以选择用服用药物的方式来免除疫苗接种。

⑥确保你所带的药物量充足。

⑦备用防晒霜以抵御 UVA 和 UVB 紫外线。某些 IBD 药物（如硫唑嘌呤或巯嘌呤）会使你的皮肤对阳光更敏感。因此，防晒霜是防止患皮肤癌的重要利器。

⑧如果你的药需要冷藏，那你在旅行时住宿的房间里需要配有冰箱。

⑨选择适合你的住所。是选择独立卫生间还是选择公用卫生间？如果是公用卫生间，那是和房间在同一层楼吗？

⑩如果压力可能会使你的病情恶化，那么你的旅行计划需要尽量制定得宽松一些。紧凑的旅程听上去很棒，但你可能会因此而过度疲劳，无法尽情享受。

⑪有人陪同还是独自旅行？跟团可以节省时间，也不用担心行程安排，可能会知道哪里有医疗服务和卫生间。

⑫你是否在国外工作？如果你打算在其他国家做公益事业，你可能会面临很高的感染风险。你应该与你的 IBD 团队或旅行诊所讨论一下这个问题。

（2）旅行方式。

①汽车旅行时要确保车上有卫生间，特别是长途旅行时。

②尽可能选择靠过道的座位。

③如有可能，与航空公司或巴士公司取得联系，要求对方提供特殊餐饮。

（3）其他。

建议行李箱内放置一个急救包，包含你在旅途中所需的物品，这将有助于消除你外出旅行时的焦虑，让你在发生肠道疾病时能有更充分的准备。

急救包里应包括卫生护垫、可供替换的内衣和衣服、湿巾和手纸、抗菌洗手液、一小包气溶胶气味中和剂、小包敷料、胶带和生理盐水（清洗伤口）等。

准备多语种方便卡。EFCCA协会的4个相关网站包含有用的IBD患者生活小贴士和欧洲支持团体的名单，你可以联系他们获取特定国家的信息或外文版的方便卡（http://www.efcca.org/en）。外文版"方便卡"，能说明你的身体情况，表明你迫切需要从当地的克罗恩病和结肠炎组织（例如英国克罗恩病和溃疡性结肠炎组织）获得卫生间的信息。

IBD不应该阻止你追随梦想，实现抱负的脚步。分享IBD患者旅行历程是鼓励其他IBD患者的好方法。

外出旅游要如何准备药物？

强烈建议你在出游前，请你的主治医生写一封信。信中注明你的姓名、旅游行程、处方药品和（或）管制药品的药名和剂量，以及旅行中所需的每种药品的数量。

如你打算延长出国行程，那么你可能需要在当地购药。你可以请当地医生为你开具处方或者开具一份私人处方，这取决于你在何处旅行。你需要规划好开处方的各项事宜，备好处方复印件并将其随身携带。

旅途中，你最好准备一个应急药箱，箱内主要放置一些非处方用药，例如治疗腹泻的药（洛哌丁胺或复方地芬诺酯），解痉药（丁溴东莨等），防脱水药（Dioralye、电解质液、Rehidrat、口服补液盐），止痛药（菪碱、泰诺林、西乐葆等），口服补液盐等。

当你在国外旅游时，应注意以下几点。

（1）你所携带的药品应置于原始包装盒内且完好无损，以备海关查验。

（2）旅行前请确保让你的家庭医生或会诊医生出具一封信，信中应注明你所需携带药物的详细描述，尤其当你需要携带超过100mL的液体药物时。

（3）药物最好存放在随身携带的行李中，以防托运时随行李丢失或延误。

（4）在你的航班起飞前，请你与航空公司联系并确认是否能随身携带医药用品，尤其是注射器。

（5）如果你在旅行中会经过不同的时区，那当地的时间变化可能会导致你用药时间的改变。因此，你应该与你的医生或药剂师讨论这个问题，他们会给你一些具体的建议。

（6）如果你携带的药品需要冷藏，那你可以购买英国"福瑞欧"旅行冷却袋。

（7）如果你要使用阿达木单抗，将阿达木单抗从冰箱内取出后，则在常温（25℃）中放置最长不超过14天，并且一旦从冰箱内取出，必须在14天之内使用完毕，否则应将其丢弃。

（8）携带管制药品时应在旅行前申请个人许可证，获得携带该药的许可授权书。管制药包括可待因、吗啡、安定等麻醉镇静药。如果携带一种管制药，计划旅行3个月或更长时间，你可能需要携带超过3个月的药量，许可证的申请要求在旅行出发前（至少10个工作日）进行，并且提供以下资料：为出国携带该药而办理个人进口及出口许可证需准备的完整详细的申请书，主治医生写的一封信〔信中注明你的姓名、旅游行程、处方药品和（或）管制药品的药名和剂量，以及旅行中所需的每种药品的数量〕。不同国家，对于管制药和处方药品的进口规定，可能会有所不同。你需要同你旅游当地的大使馆或者途径的大使馆确认，你是否需要持有管制药品进出口许可证。

插胃管期间如何外出和工作?

也许你会问："插着管子后我害怕外出，因为会影响我的形象，我很怕周围的人对我指指点点，或者问东问西，这让我很难受，但我又不能整天待在家里，时常地拔了插、插了拔会让我受不了，我该怎么办?"

其实，你可以插着管子外出，而且能避免以上的尴尬，就是巧妙地把管子藏起来。

你需要一个口罩、一个腰包（这种方式适合有营养泵的患者）。将营养泵和营养袋通过管道连接好以后，从衣服的后背穿过，这样不但可以隐藏管道，而且可以利用体温对营养液进行加热，一举两得。然后将输注管路的头端与胃管的尾端相连，最后戴上口罩，妥妥地把这根胃管隐藏起来。

怎样才能兼顾学习?

青少年IBD患者在学习方面会遇到一些问题，需要家长、老师和患者自身一起合作，创造更好的生活、学习环境。首先，学校方

面应更多地了解与IBD相关的知识和青少
年患者自身的特点。为此，家长应该提前
和老师私下会面联系，一起讨论疾病本身
和患者的需要，以更好地应对患者在校学
习期间将面对的由IBD造成的困难。由于
疾病的影响，一些青少年IBD患者可能会
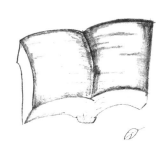
频繁请假而耽误学习，此时应该获得老师理解并有补课措施。另
外，患者可能需要携带某些药物到学校，并频繁去卫生间，这些都
应被给予方便；作为青少年，疾病本身和这些需要可能会令他
（她）感到尴尬，因此，学校应对疾病保密，由患者决定在什么时
间、和谁分享这些秘密。青少年IBD患者更容易出现抑郁和焦虑，
而且疾病伴随的乏力和疼痛也会分散注意力，影响学习。因此，家
长和老师应该给青少年IBD患者更多的理解和精神支持，不宜给予
太多的压力。

如何建立社交关系？

拥有朋友，尤其是一群可以推心置腹的朋友，是社会交往的基
础。然而，是否告诉朋友，即便是多年的老友，自己患有慢性疾病
是IBD患者面临的一项困难的选择。选择合适的时间、地点，采用
合适的方式告诉朋友，将会收获更真挚的友情。

一些相识多年的朋友在被告知之前，其实已经或多或少感觉到
你的异常行为，如饮食生活习惯、体重的变化，如果他们不主动提
及但仍然保持一如既往的关系，那么表明他们还是值得信任的。每
个人在生活中都会遇到一些困难，朋友间应该相互理解和扶持，选

择相对平静的时间和安静的地点解释自己的状况。有时因疾病发作的原因不能参加朋友的活动或有一些不合群的行为，知晓的朋友会理解并配合你的行为，明白你并非主观上不愿意和朋友往来。在大多数情况下，只需要简单地介绍下即可；然而，在某些情况下，如和朋友一起去旅行时，还是要对自己的病情进行详细的解释，协调好"洗手间的使用"等问题。如果朋友感兴趣，而直接交谈又比较尴尬，可以分享一些IBD"问与答"系列的资料，以解决朋友的疑惑。

参加一些互助组织，如病友会，不仅可以无所顾忌地畅谈自己的问题，还方便和当地的IBD专科医生建立联系。在无法"线下"面对面地参加病友会组织时，可以"线上"通过微博、微信、QQ等网络工具同大家进行交流，病友之间同病相怜，沟通起来顾忌较少，病友的鼓励和经验的分享也有利于疾病的恢复。爱在延长炎症性肠病基金会正在积极准备在各地建立病友会（由各地IBD专科医生和志愿者共同建立），同时相应的疾病健康管理手机软件也在开发中，可以关注基金会网站（www.cccf4u.org）或微信公众号。

如何应对自我形象的改变？

除了关注健康，患者自己还可以有许多其他的兴趣。找到自己的舞台，如上手工课或参加表演展现自己，将有利于打开压抑的心结。给予自己时间和享受生活的机会，也会在不知不觉中帮助控制病情。因病情活动而孤立的生活只是暂时的，应尽可能融入朋友的生活，不要把自己看作"异类"而自我封闭起来。和一批志同道合的人参与共同的活动，也是释放压力的出口。

虽然患有IBD后可能会因洗手间、忌口、外接造口袋等问题引起周围人的不适和招来异样的眼神，但在身体条件允许的情况下，仍应保持既往的学习、运动锻炼和工作。保持乐观向上的心态对于IBD病情的控制至关重要，自信、自尊、优雅生活的同时，自然而然会展现出迷人的形象。

如何顺利求职？

一般情况下，病情控制稳定、营养状况改善、自觉症状好转就可寻求相应的工作。前提是，要量力而行。

建议大家寻求工作前先安排好家庭生活，尽量没有后顾之忧；同时，也对进入职场后可能面临的问题有心理准备。

为了避免求职的盲目，在养病期间，就要对适合自己的工作领域进行了解，不要强求专业的对口。一旦确定目标，就着手学习一些相关的知识技能，以免面试时一无所知。不要太过挑剔，也不要内心胆怯和不安。人无完人，疾病不该成为你人生的绊脚石。很多时候，疾病反而让你变得更加强大。

无论面对的是简历的书写，还是HR的面试，都要保持充分的自信，连连碰壁的情况大家都可能遇到过，不要灰心，也不要迁怒于疾病。

求职时，如果有必要，只需要简单介绍疾病即可。如果你能自信管理好疾病，平衡好工作与生活，那么HR会青睐于你。

如何联系IBD病友？

可以通过CCCF（the China Crohn's & Colitis Foundation）志愿

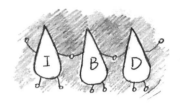

者，也可以和医院的"IBD诊治中心"的志愿者或者医护人员联系。也可以关注"爱在延长炎症性肠病基金会"的微信公众号，内有"医患互动及管理"可随时提供帮助。

我能为IBD病友做什么?

如果你有这样的想法，那真的非常感谢你！你可以加入CCCF成为志愿者，这个平台将帮助到更多的人，可以做更多有意义的事情。CCCF每年定期进行多次CCCF志愿者的培训会议，让志愿者更好、更多地了解疾病，同时加强其心理建设并学习一些公益理念，你可以报名参加这样的培训活动。CCCF志愿者有以下作用。

（1）通过分享经验等方式帮助IBD患者稳定情绪，提高对疾病的正确认识，提高生活质量，以便更好地融入社会。

（2）给患者及家属情绪上的安抚，减轻患者的心理压力。

（3）帮助患者进行各项专业检查的准备工作。

（4）指导患者进行就诊。

（5）协助医护人员给IBD患者及其家属提供更人性化的服务。

（6）为患者及家属提供具体的健康指导。

CCCF是什么?

CCCF（the China Crohn's & Colitis Foundation）是浙江爱在延长炎症性肠病基金会的简称，本基金会属于非公募基金会。

CCCF 的宗旨：提高炎症性肠病患者的生活质量。

CCCF 公益活动的业务范围列举如下。

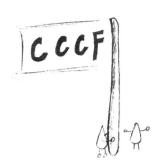

（1）接受社会捐赠。

（2）依法、依规管理和运作基金。

（3）通过各种形式给炎症性肠病患者提供健康教育。

（4）为与炎症性肠病相关的医护人员提供专科教育、培训。

（5）举办各类活动以提高炎症性肠病的诊治水平。

（6）通过各种形式的活动引起社会对炎症性肠病的重视。

（7）资助有关炎症性肠病的其他活动。

（8）按照捐赠者的意愿进行有关炎症性肠病的资助项目。

我如何加入 CCCF？

CCCF 欢迎你们的加入。如果你是一名医护人员，那我们有专门的 CCCF 医生地图，共同为 IBD 的事业努力；如果你是病友或者是家属，想成为 CCCF 的志愿者，那我们有专门的志愿者团队，同时提供志愿者的培训和指导工作，帮助更多的病友们了解、认识并学会自我管理；如果你是社会人士，那我们也欢迎你的加入。所有人员可以通过 CCCF 的网站、公众号以及各地的 IBD 专科医生找到我们，也可以给我们发邮件，邮箱地址是 info@cccf4u.org。

（吕敏芳　陈　焰　薛　猛　李培伟）

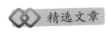
精选文章

从心痛到坦然

患者的家属

2008年，当他被确诊为克罗恩病的一刹那，全家人满怀的希望破灭，心痛的感觉油然而生，尤其是听了诊治医生说："这个疾病没法治的，要花很多钱。"我的眼泪就夺眶而出，他可是我的依靠，是我们全家的顶梁柱，何况我们还这么年轻。我先生的父母也许比我更加焦虑，毕竟是自己的亲生儿子，在听了几乎是"绝症"的消息后内心几近崩溃。

怎么办？短暂的思维休克后，我很快调整了情绪，告诉自己我要坚强，我要鼓励他，我要带给他希望。于是，心痛之余，到处打听、查资料。那时候无论是从中文网站还是从临床医学的教科书上，除了诊断及一些常规用药外，并没有特别多的资料可查询，加上我错误地认为使用激素不好，一直主张不要用激素，所以也一直没用。

为了再次验证最初的诊断，我们从浙江跑到山东，每一位医生都要求做肠镜，肠镜前的准备最折磨人，经历一次次的清肠及梗阻，先生的体重在短短半年内急剧下降，从原先的70kg降到了只有50kg，看着日渐消瘦的他，我内心是既心痛又无奈。一次次的确诊之后，心里也就慢慢接受了这个事实。其实更多时候，作为家属的我们更难接受患者的病情，尤其是作为患病孩子的母亲——在寻医问药的过程中，我也经常接触到一

176

些患者的母亲，她们是那么的无助与无能为力。

没确诊前一直纠结到底是溃疡性结肠炎还是克罗恩病，到最后慢慢发现其实两者属于同一种类型，治疗方案几乎一致，心里也就坦然了很多。后来，先生遇见了靠谱的IBD专科医生，疾病也得到了很好的控制。病史很长、看病过程很坎坷的他并不满足于仅仅管理好自己，他和医护人员一起参与创办IBD俱乐部，组织病友会、组织志愿者团队，还参与爱在延长炎症性肠病基金会（CCCF），他的微信好友多半是他的病友，他的大部分休息时间除了照顾家人就是在开导病友，我为他的精神深深折服，也非常支持他的付出。

现在的他，在经历了又一次的手术后，体重已经上升到70kg以上了，原来凹陷的脸开始长肉了，甚至有了小肚腩。他虽然生病了，但他对于家庭的认识更加深刻了，也更加懂得了我对他的爱；他虽然生病了，但是他对于病友们的爱却从未停止，他收获的来自病友们的信任也必将是他生命中最宝贵的财富。

参考文献

[1] 吴斌,钟敏儿.《溃疡性结肠炎外科治疗欧洲循证共识》解读[J].胃肠病学,2016,21(12):705-707.

[2] 张蕊,刘文天.重视微量营养素缺乏在炎症性肠病中的作用[J].世界华人消化杂志,2016,24(22):3354-3361.

[3] 刘晓琳,牛俊坤,缪应雷.炎症性肠病患者服药依从性改善策略的研究进展[J].中国健康教育,2016,32(05):447-450,454.

[4] 王龙,辛毅,梅俏.粪便检测在炎症性肠病评估中的价值[J].实用医学杂志,2016,32(08):1359-1361.

[5] 徐伟英,叶志弘,曹勤利.炎症性肠病患者药物依从性影响因素的研究进展[J].护理与康复,2016,15(03):232-235.

[6] 余光,罗和生.生物制剂治疗炎症性肠病的安全性评价[J].胃肠病学和肝病学杂志,2016,25(02):226-230.

[7] 麻婧,吴开春.粪钙卫蛋白在炎症性肠病应用中的优势探讨[J].胃肠病学和肝病学杂志,2016,25(02):231-234.

[8] 王笑,唐翠松,李伟,等.多层螺旋CT小肠造影和消化内镜对炎症性肠病诊断价值的评价[J].医学影像学杂志,2015,25(12):2170-2174.

[9] 王芳,廖行忠.提肛运动在肛肠疾病中的应用[J].亚太传统医药,2015,11(23):55-56.

[10] 吴宇.饮食日记干预对炎症性肠病病人生活质量的影响[J].全科护理,2015,13(30):3017-3019.

[11] 李铿,童依丽,于晓峰.炎症性肠病的营养支持治疗[J].国际消化病杂志,2015,35(03):171-173,221.

[12] 周亚香,戴丽华.永久性结肠造口患者心理障碍的影响因素分析及对策[J].护理实践与研究,2015,12(03):149-151.

[13] 朱维铭,胡品津,龚剑峰.炎症性肠病营养支持治疗专家共识(2013·深圳)[J].胃肠病学,2015,20(02):97-105.

[14] 郑家驹.炎症性肠病患者的营养问题[J].内科急危重症杂志,2015,21(01):4-6.

[15] 张颜,芦桂芝,徐娜,等.肠造口周围皮肤常见问题护理现状[J].中国护理管理,2014,14(06):602-604.

[16] 王英德.炎症性肠病的药物治疗现状及进展[J].医学与哲学(B),2014,35(02):7-10,26.

[17] 徐娜,芦桂芝,张颜.肠造口患者延续护理的研究进展[J].护理学杂志,2014,29(02):94-96.

[18] 陈素红,颜美秋,吕圭源,等.铁皮石斛保健食品开发现状与进展[J].中国药学杂志,2013,48(19):1625-1628.

[19] 朱蓓,魏青,王永媛.术前造口定位对肠造口患者造口适应性及生命质量的影响[J].护士进修杂志,2013,28(12):1094-1096.

[20] 周云仙,应立英.炎症性肠病患者饮食日记本的设计与应用[J].护理学杂志,2013,28(09):8-10.

[21] 曹磊,朱维铭,李毅,等.克罗恩病住院病人的营养风险筛查[J].肠外与肠内营养,2013,20(02):78-80.

[22] 胡品津.炎症性肠病诊断与治疗的共识意见(2012年·广州)解读

[J].胃肠病学,2012,17(12):709-711.

[23] 陈娟.常见肠造口及周围并发症的护理进展[J].临床护理杂志,2012,11(04):50-53.

[24] 郑德,张巍,王佳莹,等.坐浴温度对痔手术后中药熏洗疗效的影响[J].山东医药,2012,52(24):1-3.

[25] 杨锦生.灵芝主要化学成分及其药理作用研究述评[J].中华中医药学刊,2012,30(04):906-907.

[26] 李长安.人参健脾汤治疗溃疡性结肠炎脾胃虚弱证33例[J].世界中医药,2012,7(02):128-129.

[27] 郦金龙,赵文婷,王盼,等.蜂胶的研究应用进展[J].中国食物与营养,2011,17(06):20-24.

[28] Charles N.B,Michael F,Krabshuis J.H,等.2010年世界胃肠病学组织关于炎症性肠病诊断和治疗的实践指南[J].胃肠病学,2010,15(09):548-558.

[29] 戴晓冬,李华珠,杨宁琍.51例 Miles 术后造口并发症的原因分析与护理[J].中华护理杂志,2010,45(09):799-800.

[30] 薛林云,欧阳钦.世界胃肠病组织推荐的 IBD 全球实践指南[J].国际消化病杂志,2010,30(04):195-199,209.

[31] 邹艳丽,Rakesh K J,黎清波,等.炎症性肠病亚洲焦点Ⅱ会议共识条例学习[J].胃肠病学和肝病学杂志,2010,19

[32] 麻继臣,张晓岚,何文英.营养与炎症性肠病发病[J].国际消化病杂志,2010,30(03):146-148.

[33] 张声生.溃疡性结肠炎中医诊疗共识意见[J].中华中医药杂志,2010,25(06):891-895.

[34] 胡爱玲,张美芬,张俊娥,等.结肠造口患者适应状况及相关因素

的研究[J].中华护理杂志,2010,45(02):109-111.

[35] 蒲继红.保留灌肠插管深度对药物保留时间影响的Meta分析[J].中华护理杂志,2009,44(07):640-642.

[36] 黎阳,张铁军,刘素香,等.人参化学成分和药理研究进展[J].中草药,2009,40(01):164-166.

[37] 贾菲,邱剑锋,李国栋.中药熏洗疗法治疗肛肠疾病研究进展[J].中医外治杂志,2007(01):57-59.

[38] 宁余音,姜红,范威燕,等.不同坐浴时间对痔术后切口影响的临床研究[J].中华护理杂志,2006(06):494-497.

[39] 汪建平作.外科治疗炎症性肠病的现状和未来[J].中华胃肠外科杂志,2005(02):107-109.

[40] 吕永慧.炎症性肠病的中医治疗[J].实用医学杂志,2003(05):457-459.

[41] 吴小桃,刘旭峰.社会支持的本质及其测定[J].中国社会医学,1995(03):7-10.

爱在延长炎症性肠病基金会介绍

爱在延长炎症性肠病基金会（the China Crohn's & Colitis Foundation，CCCF）正式注册成立于 2016 年 8 月 17 日，是中国第一个关于炎症性肠病（inflammatory bowel disease，IBD）的民间公益组织，为炎症性肠病患者和相关医护人员提供与 IBD 相关的教育培训、普及推广、学术交流、国际合作、防治研究等活动。

CCCF 的使命：优化 IBD 患者的医疗条件和生活质量。

CCCF 的愿景：寻求、凝聚和协同社会有效资源来创建可持续发展的 IBD 公益基金会。

CCCF 的理念：教育是最好的药物；助人自助。

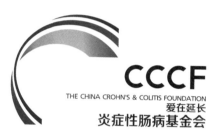

"爱在延长炎症性肠病基金会"微信平台介绍

爱在延长，意取"炎症性肠病"（包括克罗恩病和溃疡性结肠炎）中的"炎"和"肠"的谐音。其宗旨是为 IBD 患者提供更好的健康教育服务，同时为 IBD 专科医生提供相互学习的平台。让我们携手共进，精彩生活永相伴。

关于本书的反馈，请扫描下方的二维码提交信息。您的意见或建议对我们很重要。

（浙江爱在延长炎症性肠病基金会创建）

图书在版编目（CIP）数据

溃疡性结肠炎和克罗恩病照护指导 / 王华芬，吕敏芳，周云仙主编 . — 杭州：浙江大学出版社，2018.5（2025.1重印）

ISBN 978-7-308-17959-1

Ⅰ.①溃… Ⅱ.①王… ②吕… ③周… Ⅲ.①溃疡－结肠炎－护理 ②克罗恩病－护理 Ⅳ.①R473.57

中国版本图书馆CIP数据核字（2018）第015713号

溃疡性结肠炎和克罗恩病照护指导

王华芬　吕敏芳　周云仙　主编

策划编辑	张　鸽
责任编辑	金　蕾（jinlei1215@zju.edu.cn）
责任校对	陈静毅　梁　容
封面设计	黄晓意
插　　画	谢　让　黄思杰
排　　版	杭州兴邦电子印务有限公司
出版发行	浙江大学出版社
	（杭州市天目山路148号　邮政编码310007）
	（网址：http://www.zjupress.com）
印　　刷	浙江省邮电印刷股份有限公司
开　　本	880 mm ×1230 mm　1/32
印　　张	6.375
字　　数	148千
版 印 次	2018年5月第1版　2025年1月第8次印刷
书　　号	ISBN 978-7-308-17959-1
定　　价	35.00元